我和肿瘤的故事

主编 黎 功 李广欣 赵 亮

科学出版社

北 京

内 容 简 介

本书由医生和患者共同编写。书中的19位患者讲述了19个惊心动魄、触动人心的抗癌故事,同时,两位长期从事肿瘤工作的医生对诊治过程中的关键点进行了解读和点评。从症状初现,到首次确诊,从治疗过程中与肿瘤抗争,到重获新生、获得奇迹,让我们跟随讲述者跌宕起伏的心理变化,在临床医生字字珠玑的评论中,感受肿瘤患者的心声,与此同时也学习到肿瘤(肺癌、肝癌、鼻咽癌)诊治的相关知识,以及相关治疗对策(手术、化疗、放射治疗、免疫治疗等)。

本书可供肿瘤患者和对肿瘤的预防、诊断、治疗感兴趣的医护人员和大众阅读和参考。

图书在版编目(CIP)数据

我和肿瘤的故事 / 黎功,李广欣,赵亮主编.—北京:科学出版社,2019.4
ISBN 978-7-03-060912-0

Ⅰ.①我… Ⅱ.①黎… ②李… ③赵… Ⅲ.①癌-治疗-经验 Ⅳ.① R730.5

中国版本图书馆 CIP 数据核字(2019)第 051340 号

责任编辑:丁慧颖 / 责任校对:张小霞
责任印制:赵 博 / 封面设计:龙 岩

科学出版社 出版
北京东黄城根北街16号
邮政编码:100717
http://www.sciencep.com

北京华宇信诺印刷有限公司印刷
科学出版社发行 各地新华书店经销

*

2019年4月第 一 版 开本:720×1000 1/16
2024年9月第三次印刷 印张:9 1/2
字数:182 000
定价:48.00元
(如有印装质量问题,我社负责调换)

前　言

随着我国肿瘤发病率的升高，肿瘤已不再是"罕见病"。根据世界卫生组织的估计，到2050年，平均每三人就会有一人身患肿瘤。如何有效地诊治肿瘤，为此已出现了大量的科普类书籍，各个搜索引擎也能瞬间得到海量的知识信息。每天面对许许多多患者及家属雷同的问题，深深意识到有必要写一本记录抗癌成功典型病例的科普书，本书就是为了分享那些与肿瘤苦苦斗争并取得胜利的故事，普及医学知识。

做医生需要毕生的经验积累和不断的学习，特别是肿瘤科医生，困难与挑战可想而知。在人们的印象中"癌症是不治之症"，其实癌症已经不再是不治之症，是可控、可治的慢性病，像高血压、糖尿病那样的疾病。回顾从医32年的历程，虽然没能治愈的癌症不是少数，但是细细想想治愈的癌症晚期患者也不少。为了让更多的患者及家属了解癌症，回答他们心中的疑惑，我从治疗的患者中选了一些愿意分享治病经历的病友，并鼓励他们把这种经历回忆记录下来。

本书收集了19位病友的诊治经历，他们的笔触朴实无华，然而在抗击癌症的过程中，却是经历过惊涛骇浪，从开始确诊时的紧张、绝望，到树立信心，与身体里的疾病抗争，在他们的文字中，作为读者的您，可以想象当时他们的心理。毋庸置疑，本书的病友都是收获奇迹的人，然而奇迹并不是轻而易举地自然发生，它需要一点一滴地与病魔抗争，像将失去的领土一寸寸地夺回一样，那是一场持久的战争。当然由于病友的写作水平，知识的差异，行文和细节处理都不相同，有些病友不希望使用真名和照片，但是治疗的经历是真实的。

本书的另一特点是由专业的肿瘤科医生做知识讲解，并由我做点评，从专业的角度为读者解释"是什么？为什么？如何做？"等一系列问题。从患者角度和医生角度这两个不同视角引出看法，这样一来，专业词汇就与平常生活中的口头用语结合在一起，给予读者全方位的思考空间。

此外，本书涵盖了我国三种高发肿瘤：肺癌、肝癌、鼻咽癌，同时也涉及肿瘤常见的治疗手段：手术、化疗、放射治疗，以及近年一个重要热点——免疫治疗（2018年10月，诺贝尔生理学或医学奖授予美国的James P. Alison教授和日本的Tasuku Honjo教授，以表彰他们发现了抑制免疫负向调控在肿瘤治疗上的作用）。本书可为对相关话题感兴趣的读者做初步的科普，也可为对肿瘤的预防、诊断、治疗感兴趣的朋友提供参考。

值得指出的是，本书中所涉及的实际病例和治疗疗效与患者的个人因素息息相关，因此本书所提到的治疗方案未必适用于同一种疾病的其他病患，医疗应对措施应在专业的肿瘤医生诊断之后，做出相应的医学建议。

考虑到不同读者的需求，本书配有音频。

黎　功

本书音频获取[①]：扫描二维码，点击"多媒体"，进入资源列表

[①]音频中与本书文字不一致时，以本书为准。

目　　录

肺　癌　篇

肺癌的求医之路 ··· 3
　　从彷徨到第一次治疗 ··· 3
　　说一说化疗 ·· 8
　　获得"治愈" ··· 15
　　如何看待死亡 ··· 18
一场抗癌比赛 ·· 23
感恩的心：肺癌九年坎坷路 ··· 27
　　未成行的南方之旅 ··· 27
　　"死灰复燃"的肿瘤 ·· 29
　　上天赐予一线希望之光 ·· 31
唐人抗癌记：碰上"它"六年了 ·· 34
　　"戴面纱"的肺部小结节 ··· 34
　　第一场胜仗——全身肿瘤病灶消失 ·· 36
　　卷土重来的肿瘤——谁给我指条路 ·· 38
　　靶向药物的"耐药"和"反耐药" ··· 39
　　做一个积极主动、乐观的抗癌人 ·· 40
治好了我"不能治疗的肿瘤" ·· 43
　　与心脏病一起出现的"阴霾" ·· 43
　　我的第二次生命 ·· 46

肝　癌　篇

记人生一次"中大奖" ·· 51
十年肝癌路 ·· 56
　　十年前：疑似"肝癌"的"血管瘤" ·· 56
　　相信我：不会只有六个月 ·· 57
　　八年后：阴影重现 ·· 58
肝癌八年抗战，我屡败屡战 ·· 60
　　就这样与"它"耗上了 ·· 60
　　屡败屡战的拉锯战 ·· 61
　　回望与感悟 ·· 63
肝癌七年坎坷路：阳光总在风雨后 ·· 65
　　我是如何治疗的 ·· 66
　　我的体会 ··· 67
肝癌十二年，恍如隔世的风雨路 ·· 69
　　查出个藏在身体内的"雷" ··· 69

  彷徨地面对 ··· 70
  防止复发我所走过的路 ··· 72
精湛的放疗把"肝癌"彻底消灭 ·· 74
  49 岁的我遇到了考验 ··· 74
  介入加放疗，两把杀"癌"刀 ·· 75
  "它"已经被治愈了 ·· 78
抗癌日记：一步步从黄昏到黎明 ··· 80
  从黄昏到黎明，得一步步挪 ·· 81
  加量 E7080 ··· 83
  主动出击的"消融术" ·· 84
抗击肝癌沉浮录：我有四种武器 ··· 86
  治疗 ··· 90
  日常保健 ·· 91
  锻炼 ··· 92
  心理疏通 ·· 92
双驾马车拉动自身免疫"碾压"巨大原发性肝癌 ························· 95
于黑暗中寻找光明，感恩幸运的遇见 ······································ 103
  除了"动刀"还能怎么办 ··· 103
  治疗的坎坷之路 ·· 105
  幸运的遇见 ··· 106
遇见奇迹：晚期肝癌"三药合璧" ·· 109
  癌症隐袭 ·· 109
  幸遇良医 ·· 110
  奇迹出现 ·· 113
与癌相争，永不放弃 ··· 116
  和睦生活的"搅乱者" ·· 116
  "围堵肿瘤"的介入手术 ··· 119
  初试靶向药物治疗 ··· 120
  "三剑客"：仑伐替尼、来那度胺和 PD-1 抗体 ················· 121
  与癌相争，我将永不放弃 ··· 124

鼻咽癌篇

劫后重生：与鼻咽癌共舞六年记 ·· 131
  一口血痰所引发的事儿 ··· 132
  相信医生是抗癌成功的关键 ·· 134
  抗癌感悟记 ··· 139
  水到绝境是飞瀑，人到绝境是重生 ································ 140
神圣力量助我抗癌 ·· 143
  初次就诊和治疗 ·· 143
  看病时是医，治疗时是"神" ·· 144

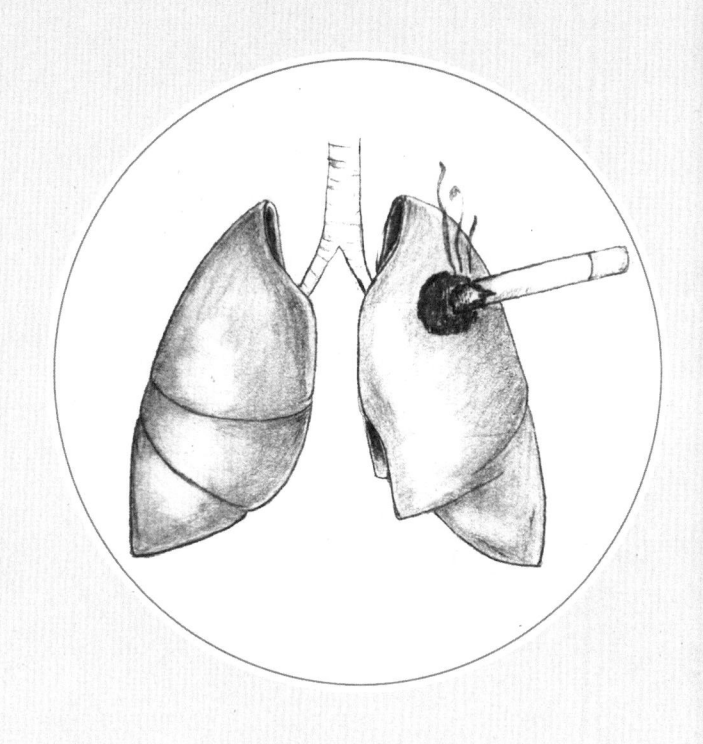

肺癌篇

肺癌的求医之路

郭 美

> 有人说："磨难是生活的财富，苦难是化了装的祝福。上帝不会给你解除痛苦，但他会给你担当痛苦的力量。"我不再想我会活多久，但我会认真地活好每一天。我不希望别人再走这条路，愿天下所有的人都健康平安。

从彷徨到第一次治疗

从2008年我被诊断为肺癌晚期至2018年，已将近10年，10年啊，时间过得真快，当时诊断为癌症"晚期"的我，目前（注：指2018年）健康状况良好，每天按时上下班，女儿也已在2017年参加了工作，生活非常安稳舒适，在常人看来，这无疑是一个奇迹，因此，我把我的求医经历及患癌后由绝望到重生的心路历程写出来，或许对广大患者有用，希望更多患者早日摆脱癌症的阴影，积极地面对生活。

突然地就病了

确诊这个疾病的时候，我女儿刚18岁，而我刚过不惑之年，总觉得疾病来得早些，来得突然，让人无法接受。孩子刚上高二，正是需要母亲照顾的时候，可是你又不得不面对现实。

最早感觉身体不适是在2007年12月份，那时感觉胸闷咳嗽，我去医院找我朋友，她是呼吸内科大夫，让我做一个CT，长这么大第一次做

李广欣博士解读

>> **CT** 即电子计算机断层扫描（computed tomography）。它是利用X线对人体某部位进行断层扫描，获得人体该部位断层图像进而观察有无组织、器官结构异常的检查方法。CT是肿瘤临床检查的重要手段，根据是否注射增强剂，分为平扫检查和增强检查。与普通X线胸片相比，胸部CT检查中可以观察到更加细微以及特殊位置X线片不易观察到的病变，所以应用范围更为广泛。随着低剂量螺旋CT的广泛应用，胸部CT检查已成为健康体检及肺部疾病筛查的重要手段。

CT，做完后她说还真有点儿事，肺上有点儿东西。医生开了一些**抗生素**（消炎药），并要求每天来输液，输完后再做一次CT。于是每天下午去医院输液，输液室和门诊挨着，没事的时候她就过去陪我。那时，一说话就感觉有一股气流往外冲，没说完就得停顿一下。连续几天朋友都过来看我，朋友也奇怪，为什么会这样？后来建议我做雾化吸入一种扩张支气管的药，但是仍然丝毫不管用。

很快半个月过去，下午一拨针朋友就带我去做CT，结果还是那样，阴影没增大也没缩小。医生说要想知道是什么东西，就需要做**穿刺或手术**，但是有的人手术后发现是结核球或炎症，那样的话代价太大，你去市医院找个专家看看吧，结果我就带着在县医院拍的两次CT片去市医院找医生，不过医生看过片子说"没事，回去吧"，再没多说一句话。

过了一段时间，胸闷依然，似有加重。

后来，听一个同学的建议，去医院做**纤支镜**。做纤支镜非常痛苦，那些管子由鼻孔插入，难以忍受。即使受了这样的痛苦，结果还是依旧，接连找两位医生看完，都说没事——纤支镜活检结果正常。

这样就到了2008年1月份，病情依旧，就来到北京的一家医院做检查，在医院能查的全部查了，肿瘤标志物就做了十几项。最后医生让我回来输半个月青霉素，过完年后再回去复查。输完液一段时间后，感觉咳嗽、胸闷减轻了许多。

这时我就有一种侥幸心理，认为自己绝不会得猜测的那种病，很可能是炎症，过几天就会好。就没有听医生的话回去复查。如果当初再回医院复查，也不会出现后来的情况。

▶▶ **抗生素** 对于肺部的占位性病变，除肿瘤相关性疾病以外，还有很多为感染性病变，这部分病变有的时候不容易与肿瘤区别开来，在使用一段时间抗生素（也就是大众常提到的消炎药）后，感染性病变会缩小甚至消失，而肿瘤是不会消失的，这样就可以把它与肿瘤性病变区别开来。

▶▶ **穿刺或手术** 尽管CT或MRI等影像检查是发现占位性病变的重要手段，但仅凭影像，有时候是没办法判断肿瘤的良、恶性的。这时候就需要得到肿瘤组织并对它进行显微镜下观察，甚至是进一步的免疫组化检查，才能够明确肿瘤的良、恶性以及具体的病理类型。这里所说的"穿刺或手术"就是获得肿瘤组织的方法，通过这些方法得到的病理结果，是诊断肿瘤性疾病的"金标准"。

▶▶ **纤支镜** 全称为"纤维支气管镜"，这种检查适用于对肺叶、肺段以及亚段支气管病变进行观察，同时可以通过这种检查进行肿瘤组织的活检采样。通过支气管镜穿刺获得肿瘤组织是有一定概率的，成功率不是百分之百，因为肿瘤组织内部会有坏死组织，如果穿刺到这部分组织，由于没有肿瘤细胞，所以也无法做出准确诊断。

大约过了4个月后开始腿痛。最初是上下楼痛，走平地不痛。她们都说女人腰痛腿痛很正常，也就不在乎了。后来痛得厉害就去医院看，一说膝盖上面痛，医生给了点儿止痛药。还别说，止痛药真管用。5天后止痛药吃完，痛得一夜未睡。并且大腿有一块一压就痛。记得那是2008年6月10日下午，再次去医院，和医生说这个地方一压就痛，医生让我躺床上，使劲一压我的腿，痛得我大叫一声，把医生吓了一跳。然后医生让去做磁共振。磁共振的诊断是肺癌，而且已转移到腿上。

我还是不相信我得了肺癌，并已转移。老公也很着急，晚上就联系了在北京的全国权威的A医院，第二天也就是2008年6月11日，我们就去了A医院。因为当时除了腿痛以外，什么感觉也没有。于是就联系看骨科，骨科毕主任建议查**骨扫描**、磁共振、胸透、穿刺。第三天，老公把穿刺结果拿出来，我至今记得很清楚那上面的几个字：**高分化鳞状细胞癌**、组织浸润。虽然县医院说可能是恶性的，但真的看到那几个字还是很无奈、绝望。

我确定我得了癌症。

彷徨的求医之路

如何面对这个疾病？这还真是一个问题。

白天还好，很多人陪着，有说有笑，也吃也喝。**但是到了晚上夜深人静我几乎是不睡，一连几天，睡意全无，闭上眼就看到死亡**。所以身体骤然垮了。第五天，休克两次，被抢救过来。当我醒来时，发现姐姐吓得哭，她说我的手冰凉，喊我也不说话，我说我根本听不到。到了第六天早晨，毕主

>>> **骨扫描** 是一种检查全身性骨骼疾病的核医学影像检查方法。通过放射性核素检测骨组织的形态或代谢异常。与其他影像学检查方法不同，在进行骨扫描检查之前，我们要注射一种骨显像剂，2~3小时以后，会被骨骼充分吸收，此时再用探测放射性的显像仪器探测全身骨骼中放射性分布情况，如果骨骼对放射性吸收异常增加或减少，就会显示出来。通过这种方法，可以显示出继发性骨肿瘤（骨转移瘤）或原发性骨肿瘤的骨骼代谢异常情况。

>>> **高分化鳞状细胞癌** 鳞状细胞癌是肺癌常见的病理类型，除这种类型以外，肺癌常见的病理类型还包括：腺癌、小细胞癌、大细胞癌等。恶性肿瘤按照分化程度的高低包括：高分化、中分化、低分化和未分化。分化程度越高，恶性程度越低。

>>> **但是到了晚上……** 对于肿瘤患者来说，得了肿瘤，并不意味着"无药可救"，更不意味着将面对死亡。从广义上讲，肿瘤其实就是一种慢性疾病，与我们平时遇到的高血压、糖尿病这样的慢性病没有什么区别。随着医学的发展，医生治疗肿瘤的"武器"越来越丰富，理念也越来越先进，越来越多的肿瘤患者可以获得长期生

任说你出院吧，你的病最好是手术，但是就你的身体条件，做手术很危险，很可能下不来手术台。听了这些话，我们都失望了，也很痛苦。同病房的一位老太太是一位内科医生，说："你的病根本没问题，没那么严重，你是室上性心动过速，和你的情绪有关。"2008年6月21日，我们全家人哭着离开了A医院。

回到家里，我倒安心了许多，不就是等死吗。可老公说不能在家里等，有病乱求医，去市医院吧，我不去，全家都劝，孩子也哭，6月23日我又住进市里的B医院，又是各种各样的检查。6月27日我又去了省C医院，C医院一位相识的麻醉科医生听我们讲了大体情况后，说你的病没事，不就是骨转移吗，做个**海扶**就行。我没想到，同样的病在这里竟然和A医院有截然不同的说法。他建议我去找肿瘤内科田主任，在内二科见到了田主任，他是一个很好的医生，态度和蔼，对病人认真负责。

田主任安排我在内二科住下，和我住同一病房的是一位女病友，她患乳腺癌，3年前做了手术，现在转移至肝，来这里化疗。她今年31岁，3年转移复发3次，双肺及肝都有，去年做了子宫卵巢切除手术，她说她差点死了，她女儿刚刚5岁，为了孩子，无论怎样都要活下来。她还说她已经进行了24次化疗。这次她也是刚来，还没进行化疗，看上去非常健康，一点也不像病人。我就问她，你身体这么好为什么多次复发，她说医生告诉她"年轻，细胞活力旺盛"。我至今也不明白，

存。癌症不是洪水猛兽，只要我们坚定战胜病魔的信心，配合医生进行正确、积极的治疗，很多情况下，都会有好的结果，几乎每一位患者知道自己确诊为癌症时，都会发生一过性的焦虑、抑郁，出现恐惧，害怕死亡，担心子女的未来，等等。不但患者会出现焦虑、抑郁，其实亲属也会出现，从而出现彻夜未眠的现象。而一旦出现焦虑、抑郁而又不能及时纠正的话，长此以往就会导致免疫力下降，肿瘤迅速进展。

▶▶ **海扶**　这里所说的为海扶刀，又称"超声聚焦刀"，是恶性肿瘤一种局部治疗方式。这种方法不需要切开皮肤，不需要穿刺就可以杀灭体内肿瘤，属于一种无创的治疗方法。海扶刀的治疗原理是将低能量的超声波聚集到体内的一点，将这一点调整到肿瘤部位，使肿瘤区在瞬间形成65～100℃的高温，起到杀灭肿瘤细胞的作用。

癌细胞活力旺盛，那免疫细胞不也同样旺盛吗？

通过几天的接触了解，我发现大多数病人都有三五年或更长的病史，复发转移后又来这里治疗。我也知道了我不会马上死，或许也能活几年。这样情绪慢慢地平静下来。

我所住的肿瘤内科病房里肺癌病人比较多，女病人比男病人多，我不明白女人又不**吸烟**为什么得肺癌的多，还是这里是个别现象？再就是年轻的病人多，还有好几个孩子。其中有个两岁的女孩，非常可爱，我们都喜欢把好吃的给她。她得的是肾母细胞瘤，在此化疗，并且还在这里过了两周岁生日，我把从家里带来的好吃的给她很多。她像是来自农村，家庭条件不是很好。

每天整个病房内病友都很友好，聊天，谈论病情，用的什么药，吃的什么饭。如果新来一个病人大家马上知道他是哪里的，得的什么病。这种环境当中，在病友及他们的家属口中，我了解到了很多的癌症知识，也增强了我治病的信心。

住院期间早晨抽过一次血，此前做了一次**PET-CT**，再没有做其他检查。到7月9日做了**定位**和**放疗**。

>> **吸烟** 对吸烟与不吸烟者肺癌的基因突变种类是不同的。吸烟者肺癌的突变数目更多，在这些突变中，有一个对癌症生长起关键作用，叫作"驱动突变"或"司机突变"，因为它们控制着癌症后期发展的走向。最为常见的基因有 ALK 基因、EGFR 基因以及 KRAS 基因，吸烟患者中主要是第一种，不吸烟患者中主要为后两种。

>> **PET-CT** 中文名称为正电子发射计算机断层扫描，是功能显像与断层显像相结合的影像检查方法。对于发现肿瘤患者体内的微小病灶、判断肿瘤的良、恶性较其他影像检查具备一定优势。在放射治疗前进行 PET-CT 检查，可以把肿瘤范围显示得更为清楚，有助于放疗医生对放疗靶区的精确"勾画"，可以提高放射治疗对肿瘤照射的准确性，提高放射治疗的疗效。

>> **定位** 放射治疗是由多个步骤完成的，其中第一步称为"定位"。这个步骤是在固定身体位置的情况下，对患者的肿瘤部位进行断层扫描（CT 或 MRI），获取肿瘤影像，医生在肿瘤影像上把肿瘤的区域"勾画"出来，同时把肿瘤周围需要保护的正常组织也一并"勾勒"。放疗科的医师会在这个基础上制作放疗计划，既保证肿瘤部位接受足够高的能量照射，同时又保证肿瘤周围组织不超过器官所能耐受的最大剂量，只有这样才能保证既治疗了疾病，又最大限度地控制副作用的产生。所以，准确定位是精准放疗的前提和保障。

>> **放疗** 骨骼通常是恶性肿瘤出现远处转移时经常要侵犯的器官，当出现骨转移时，一部分患者会有明显的疼痛，这种疼痛通常在夜间会加重。针对恶性肿瘤骨转移病灶，放射治疗是经常使用的一种方法，这种方法既可以控制转移部位肿瘤的不再进展，同时还可以缓解骨转移灶所引起的疼痛。因此，放疗是治疗骨转移最常用的方法。

黎功教授点评

　　肺癌早期并没有特别的症状，如果胸部X线片或CT片发现异常，怀疑肺癌，应该找肿瘤医院的肿瘤科医生或影像专业的医生会诊CT片，早期肺癌往往容易误诊为良性结节。呼吸科的医生阅读CT片能力并不强，因此导致误诊，耽误了治疗。

　　术业有专攻，专业不一样，当然阅读CT片的能力也不一样。就医时若是怀疑肿瘤，就应该多找几个不同专业的医生，多问问。另外即使同一个专业的医生，由于经验和业务能力的差距，其业务水平也是不一样的。

说一说化疗

　　我记得那天是7月1日，因为电视里说是党的生日。

　　化疗是我人生经历过的最最痛苦的事情，至今想起来还心有余悸。后来复发，在C医院医生说要再化疗，真是跳楼的心都有，就是不想再受那种罪，太痛苦了。

　　其实之前也有心理准备，因为看到很多病人都在做化疗，所看到的最明显的就是他们面色灰暗，没有头发或很少。田主任也说，会出现恶心、呕吐，说这种药副作用很大。其实恶心、呕吐的经历谁也都有过，很多药物也注明有这种**副作用**，但是化疗药物给我带来的痛苦绝非语言和文字所能描述的，没有经历过的人是绝对想象不到那种痛苦的。我想之所以病人与病人之间会有更好的交流，因为他们经历过同样的痛苦。

　　第一天化疗完倒没有什么明显的感觉。田主任说能吃饭就吃，不能吃也别

▶▶ **化疗**　一旦出现远处转移，全身治疗就成了治疗肿瘤的主要方法，而化疗是全身治疗中最重要也是最常使用的治疗方式。化疗是化学疗法的简称，它是恶性肿瘤三大常规治疗手段之一，属于全身治疗方法，已经在肿瘤治疗领域应用了60余年。这种治疗是通过口服或注射的方式使化学药物（化疗药）进入人体，通过血液循环到达肿瘤局部，对肿瘤组织进行杀伤。这种方法不仅对肿瘤细胞有杀伤作用，对于增殖、代谢较快的人体正常细胞也有损伤，所以在使用的过程中，会出现较为明显的副作用，如厌食、恶心、呕吐、脱发、骨髓造血功能受损、肝肾功能受损等。目前，随着药物学家的不断努力，化疗药物的毒性已经越来越低，在杀伤肿瘤细胞的前提下，对人体正常细胞的损伤越来越小。

▶▶ **副作用**　化疗药物的原理是"杀死快速生长的细胞"，对癌细胞这种生长很快的细胞会有效，然而人体当中有很多正常组织也是快速生长的，最常见的是消化道的上皮细胞以及头皮下的毛囊细胞，化疗药物杀死了这些细胞意味着人会腹泻、恶心、脱发。正因为这些副作用，化疗药物必须控制摄入量。

强吃,但是必须多喝水。从上午一直输液到下午,我开始不知道这些药都是干什么用的,病友们都过来,告诉我说这是保肝的、护胃的、止吐的,说**健择和顺铂**才是化疗用的,也是这些药里面价格最贵的。

化疗的第二天就感觉不舒服,心里烦躁,心想也许过两天会好的。可没想到更大的痛苦还在后面。

到第三天就不想吃饭,什么东西也不想吃,水都不想喝,但是嘴里又渴得难受,不得不喝,喝完就吐,即使胃里什么也没有,还是吐。那些保肝的、护胃的、止吐的药物根本不管用,什么维生素 B_6、奥美拉唑等,对我没有效果,后来的几个疗程左卡尼汀(双成博维)和维生素 B_6 我都不再用了。在吐的同时、胃难受的同时,会感到全身的每个血管、每个毛孔、每根神经都那么痛楚,让我不自觉的会想到四个字:生不如死。

躺在病床上,望着天花板,望着那盛满药水的吊瓶,会有一种叫天天不应、叫地地不灵的感觉,无奈,绝望甚至悲愤。觉得时间过得那么漫长。我把手机关了,不和任何人联系。我自己不说话也不允许别人说话,电视也不打开,就那样静静地躺在床上,稍微一动,就感觉每块肌肉都酸痛。

到吃饭的时候,姐姐问我想吃什么,我说什么也不想吃。那时的大脑中就会拒绝世界上所有的食物,看到都恶心,更别说吃。别人在吃东西的时候,你恨不得把人家揍一顿。所以姐姐他们吃饭就到病房外面走廊上去吃。我一直到第八天几乎没吃东西。一个人一旦丧失了食欲,对世界上的一切食物都失去了兴趣,会是很可怕的。我

>>> **健择和顺铂** 这个方案被称为 GP 方案。其中健择,通用名为吉西他滨,是肺鳞状细胞癌常用的化疗药物,一般每 21 天为一个周期,第 1 天和第 8 天给药。最大的副作用是骨髓抑制,表现为白细胞、血小板减少;顺铂是肺癌的基础性化疗药,一般每 21 天一个周期,第 1 天给药,副作用包括:厌食、恶心、呕吐、肝肾毒性、神经毒性等,顺铂的副作用往往出现在化疗开始的第 3~5 天。

当时觉得活着毫无生机，毫无意思。当然人活着不仅仅是为了吃饭，但是如果不能吃饭而活着会是多么痛苦。

那时唯一释放痛苦的方法就是哭，躺在床上，眼泪唰唰地流。整个化疗结束，不知道哭过多少次。老公也陪着我哭，但是在别人面前我还得强颜欢笑。那时有好多朋友、同事都去看我，我就表现得很乐观。他们问我化疗很痛苦吧，我说一点儿也不痛苦，我用的是进口药，副作用小，其实心里痛苦得要死。

田主任查房，我就问他"为什么这么痛苦啊"，他说"我们医生也在试图通过各种药物来减轻病人的痛苦，尤其像脱发，很多人在研究探索，到现在也没有好的办法，只好放弃了"。我明白了，痛苦只能忍受了。

化疗一个疗程后我回到家第一件事就是打开电脑，查查健择和顺铂到底是什么东西。一查更让我失望了，健择＋顺铂治疗肺癌有效率为44.4%，天哪！还有一多半人用上是不管用的。就是管用了肺癌晚期的五年生存率不到2%。我遭了这么大罪，花了这么大代价（且不说经济代价）换来的是一个未知的延长生命的数字。我心里天天在想，值不值得，划不划算，要不要再继续化疗。老公说，你必须继续，你就是活下来的那个1%，我也只能这么鼓励自己。

唯一值得安慰的是医院里病人之间的相互关心和照顾。我的床边放着各种他们从家里带来的特产。他们有很多人以前就做过化疗，他们就告诉我怎样来减轻化疗的痛苦，吃什么食物好，等等，还一同去门口小药店买中药喝，其实不管用，只是一种心理作用，如果管用的话医生早让我们吃了。

躺在窄窄的病床上输一天液，晚上就再也不想睡在上面。就买来那种泡沫积木铺地上，上面铺上租来的垫子再铺上被子，在地上睡。其实也睡不着，一是浑身难受，二是口干得很，不停地喝水，再是病房里太吵，病房隔音效果差，隔壁的、走廊里的打呼噜声吵得我根本睡不着，所以到第八天下午一输完液，就赶紧出院、回家。

化疗这么痛苦为什么很多人多次化疗。当时我也不明白，现在我明白了一些，当整个化疗结束以后，也就是一个多月，除了头发以外其他的感觉就恢复了正常，像得到了重生，尤其是食欲，感觉世界上的东西都美味可口，生活变得无比美好。这些是在极度痛苦之后得来的，所以你就想紧紧抓住这种感觉，特别怕失去。其实是自己身体的恢复。

曾经有一个和我住同一病房的男病人，教师，我们都称他张老师，他患食管癌，3年前做了手术，半年前在此化疗过，这次回来要求再次化疗。我说："你为什么再化疗啊？看你身体挺好的。"他说："这半年我过得可好了，每天打扑克，看电视。我以为我看不到奥运会了，我也看到了。我想再化疗几次。"他以为他的幸福是化疗带给他的，我认为不全是。**化疗是把双刃剑，杀死癌细胞的同时，也把自己刺得伤痕累累**。当我好不容易结束6次化疗时，田主任说再继续2次化疗以巩固疗效，他说刚开过研讨会，会上一致认为1个疗程结束后再2次化疗维持会更好地防止复发和转移。我对田主任说："就是明天复发了，我今天也不化疗了。"他说那就尊重你的意见吧！

不同的化疗药物给人造成的痛苦也是不一样的。和我住同一病房的一位病友，她第一次化疗的时候什么感觉也没有，不像现在这么痛苦。3年间她用过好几种化疗药物，花费50多万元，这次也用的是健择和顺铂，看她每天也是痛苦不堪。母亲在外面租房只为给她做饭，但是再好的美味也难以下咽。

一次化疗周期是21天，**化疗8天**，休息13天。在医院里的那8天真是度日如年，可回到家里就感觉时间过得特别快。刚觉得吃饭有点滋味了，就又得回去治疗，心里是一百个不情愿，可又不得不去。一进C医院的大门，看到那个白色的内科楼，就有种伤心、呕吐的感觉，那种感觉其实用文字都无法描述。我知道这实际上是一种心理作用。

我一个同学，在县医院上班，她比我早一年得癌症，乳腺癌，手术后回家化疗。一个化疗疗程后，她看到化疗药物就吐，勉强两个疗程，再

> **化疗是把双刃剑……**
> 目前在临床使用的化疗药物大部分都属于"细胞毒性化学药物"，它们的原理是杀死那些快速分裂增殖的细胞，但是一个致命弱点是它无法识别肿瘤细胞和正常细胞，因此，人体胃肠道内很多生长旺盛的表皮细胞，也沦为被攻击的对象，因此造成患者食欲不振。由于这种化学毒性，临床使用的化疗药物的剂量受到严格的控制，剂量过大可能造成严重的副作用。随着靶向药物和免疫治疗的崛起，治疗副作用已降低了很多。

> **化疗8天** 并不是这8天里天天都输注化疗药物。健择+顺铂的方案是肺鳞癌最常用的化疗方案，通常21天为1个周期，第1天给予顺铂和健择（吉西他滨），第8天单独给予健择（为了降低副作用，顺铂也可以分2～3天给予）。

也不能继续了。一个月以后，身体恢复，又想化疗，医生说这么长时间了，继续化疗也没用了。后来她就告诉我让我一定坚持，要不，会后悔的。

  第二个疗程比第一疗程更痛苦，化疗第一天就恶心呕吐。没过两天，就开始掉头发。其实脱发在肉体上倒没有痛苦，但是精神上却非常痛苦。那时我一头长长的秀发扎在后面，一梳头，梳子上就会带下很多，心疼得不行。头发都好像不是长在上面，用手稍微一拽，就掉下很多。后来回家我干脆剪成了短发。省得心疼。脱发最严重的是在第三、四个疗程。那时感觉掉的头发那么多，每天床上、枕巾上满是头发。我就拿一张报纸，把头发捡起来放报纸上。同病房的病友就说："嫂子，你干脆理成'和尚头'算了，你看咱这病房里多少人都没头发啊。"我说："俺不，俺到底看看最后能剩下几根。"到第五、六个疗程就剩的不多了。能看到白色的头皮，但是没有完全掉光。那时特别怕照镜子和见到熟人。在医院里还好，回到家就不行了，特别伤心、自卑。那时最讨厌别人问我头发。回到家也不敢出门，更不想戴假发，天热吗！

  化疗第二个疗程结束后就赶紧做了一次CT，看看化疗结果到底如何。CT结果显示，肿瘤由原来的3cm×4cm缩小为1.4cm×0.9cm。没白受罪。田主任说，只要有效果，就继续化疗。

  第三个疗程比第二个疗程还要痛苦，因为身体越来越虚弱。什么山珍海味也吃不下。海参鲍鱼看到就想吐，直到现在我也不想吃这些东西。到第六天，几乎从床上爬不起来，等到下午四点多，所有液体都输完了，勉强爬起来，让老公搀着我在走廊里转转，感觉腿一点儿力气也没有，随时

>>> **化疗第二个疗程结束后就赶紧做了一次CT** 通常情况下，3周（21天）方案的化疗，每2个疗程进行一次疗效评估，以明确目前的化疗方案是否有效。如果通过全面的影像检查，肿瘤缩小或保持不变没再增长，说明这个化疗方案是有效的，可以进一步使用这个方案治疗；如果肿瘤有所增大或出现新的病灶，则说明肿瘤没有被化疗药物控制，需要更换化疗方案或选择其他全身治疗的方法。

都想坐到地上。那时就想，这个疗程后再也不化疗了。

第三个疗程结束后，医生说必须还得进行第四个疗程，那时在医院里真是度日如年，感觉白天也长，黑夜也长。每天让人高兴的就是下午看病友们跳舞。有个病友她曾经在戏班子里工作，她用手机来播放舞曲，然后在病房外的走廊里随着舞曲跳舞。听到舞曲，好多病友也出来随着节奏在跳，其实是在走，但是人们的心态好。在这种痛苦无奈的情况下，自己寻找一点快乐，暂时忘却一下痛苦。

第四疗程结束后，CT结果是较前好转，由原来的1.4cm×0.9cm到直径1.2cm，田主任说效果很好，还得继续化疗。那时正好我一个侄子去医院看我，他认识一个在中国医学科学院肿瘤医院肿瘤研究所工作的医生，要不去那里吧。老公说要不先让人家看一下病历，然后我再去。就这样他俩带着病例去了北京，医生说治疗效果很好，建议继续在当地医院化疗。

再坚持两个疗程。那时化验血，白细胞为$3.5×10^9/L$，田主任说**粒细胞**正常就可以化疗。只好硬着头皮继续化疗。依旧恶心呕吐，依旧痛不欲生。老公也见怪不怪了，反正每个疗程都这样。我也不再心存幻想，只好一天一天数着，数到第八天就可以回家了。

当我的腿可以重新站起来

化疗结束后，田主任说你不做维持化疗，就再做放疗吧。就这样又做了15次放疗，隔一天一次，周末不做，可以回家。一共又住院一个多月。

>>> **粒细胞** 中性粒细胞是白细胞的一种，一般通过血常规检查可以检测出具体数值。化疗药对这种细胞影响很大，如果低到一定程度，就要推迟下次化疗的时间。因为中性粒细胞是我们身体对抗各种细菌的重要细胞，如果太低，很容易出现细菌感染。

这期间身体渐渐恢复，慢慢地也能吃饭了。但是腿却越来越痛，不得不坐着轮椅去放疗。**放疗倒没什么痛苦**，时间也不长，每次几分钟。但是需要排队等待。有时半夜通知去放疗。我看到那里有好几个放疗区，每天每个放疗区都有人在排队等候放疗。

肺部放疗结束后，腿痛得特别厉害，而且整个腿都肿起来了。那时吃止痛药也不管用了，晚上睡不着就打止痛针。田主任也很着急，找来好几个医生会诊，都说没有办法，医生希望让我出院，于 2008 年 12 月 12 日离开了 C 医院回家。

回到家里心情特别不好，那时我以为我的腿彻底完了。不但痛得厉害，还不能弯曲。穿脱衣服、袜子都需要别人。上下床需要别人搬着腿，否则一用力会痛得更厉害。那时就想，我再也不可能自由地走路了，更别说骑车、开车了，我或许连裙子也不能穿了。所以 2018 年（治疗 10 年后）夏天特意买了好几条裙子，但是老公还是不让我开车，因为刹车油门都用右腿。

一直在家里等也不是办法，多方打听，就去北京找到黎主任。见到他以后，他详细地询问了病情，用的什么药物及治疗结果。又认真地看了片子，看了我的腿，然后做出分析：肯定和放疗有关，和血液循环有关，但是这种情况很少见。我从他的语气、眼神知道，我的腿他一定能治好。那时特别相信他。对一个病人来说，特别是癌症病人，医生可以说是他生命的最后一根稻草，他的全部的生的希望都寄于医生。医生的话可以决定一个病人对生死的看法，病人可以倾其所有，只要能延长生命。所以自古以来医生都是一个崇高而伟大的职业。

>>> **放疗倒没什么痛苦** 放疗并不是像这位患者所说"没什么痛苦"，只不过相对比较轻微。放疗的副作用，与放疗的部位、放疗照射野面积的大小、放疗的剂量、患者的耐受程度等综合因素有关。例如，对腿部进行放疗的患者相比对消化道进行放疗的患者，副作用要轻很多；姑息放疗的患者与根治放疗患者相比，由于接受的放疗剂量相对较低，副作用也会有所减少。与化疗相比，放疗的副作用要轻微，一般情况下，它的副作用是化疗的 1/3 左右。

北京的条件比济南好很多。到处很安静，感觉和以前住的医院不一样。那时黎主任虽然没说一定能治好，但是我看得出他在尽心尽力，非常负责任。一天去病房好几趟，看我的腿。我也非常有信心。人一旦有了希望和决心，就能战胜一切。

　　在病房住了15天，黎主任用了中西医结合的方法，消炎、溶栓，同时中药外敷、中医理疗，慢慢地，我的腿在一天天地好转，可是在那里住久了就感到压抑，没有病友交流，没有省医院里那样热闹，就像住久了高楼大厦，又怀念大杂院的生活。再说，那时也快过年了，就着急回家，于2009年1月19日（农历腊月廿四）出院回家。回到家腿一天比一天好，开始自己能摸着脚，后来自己穿袜子，直到自己能骑自行车，那种高兴的心情别人是体会不到的，人只有失去了才知道珍惜。

黎功教授点评

　　此病人当时腿部剧痛、肿胀是因为放化疗后诱发小动脉血栓导致的，但是被误诊为肿瘤复发，而治疗肿瘤与治疗血栓的原理正好是相反的，如果把血栓当作肿瘤去治疗，这条腿就会因为缺血而坏死，最终会手术截肢。每个医生的水平因为经验不同而差别较大，所以看病要多找几个医生咨询，多听听不同医生的建议。

获得"治愈"

"小癌"又来了

　　过完春节又过完正月十五，老公说再去省医院复查一下吧。于2009年2月18日到C医院复查，下午拿到结果，医生说**肺上又长了一个**。我当时倒很平静，可老公有点儿接受不了。说这么短的时间又复发，为什么？我说："在这里住院的不都是复发转移后又回来的吗，医生说癌症病人80%死于肿瘤的复发和转移，我们也不例外啊！"人经历过死亡的磨难后就把死亡看得很淡然，我再没有了刚开始时的那种对死亡的恐惧。

　　回家路上我们都没有说话，感觉受了这么多罪，转了一大圈又回到了起点。我当时就想，也

>>> **肺上又长了一个**　恶性肿瘤最大的特点就是特别容易"到处乱跑"，这也是为什么肿瘤比较难以治愈的一个原因。在进行完比较系统的抗肿瘤治疗之后，医生通常会让病人进行定期的复查，目的就是要监测肿瘤有没有新的发展。所以，病人一定要重视定期的复查。在复查过程中，病人通常要进行身体多个脏器的全面影像学评估，同时还要对肿瘤标志物进行检测。如果出现了新发病灶，要及时进行处理，力争使肿瘤在萌芽状态就把它消灭。

许早点儿结束这一切也好。下了车回到家老公就控制不住情绪,一直哭,感觉对不住我,说"欠我的还没还"。当时我故意把病历放车上没拿回家,瞒着孩子,女儿问我,我就说复查一切正常,她要看结果,我说忘在车上了,她也没多想。这个时候看到孩子我就想我还得继续活着,我再活一年半就能看到孩子考上大学。无论花多大代价,我也要等到那一天。

带着一种沮丧无奈的心情,于2009年2月20日再次来到北京,检查完以后,黎主任说**放疗再加小剂量的化疗**。放疗可以接受,但是一说化疗我就接受不了。可是我知道要想继续活下去也没有更好的办法,考虑再三还是同意了。

最痛苦的还是**放疗后对食管造成损伤**而不能吃东西。记得在C医院时,一位病友就是放疗纵隔。她每次吃东西都是紧紧抓住胸前的毛衣,那时我就想她肯定很痛苦。当食物由喉咙咽下就开始疼,就像用小刀慢慢往下割,直到感觉食物到达胃里才不痛。用撕心裂肺来形容一点也不夸张。这时你绝对不想再吃第二口东西,连喝水都痛。那时我从家里带了两罐杏仁露,还是北京产的,只有喝它时不痛。姐姐就到超市把仅有的两箱买了回来,我每天什么东西都不吃,只喝它。

没有经历过的人是体会不到那种痛苦的。再说医生天天见,都习以为常。可对病人不一样,他们是平生第一次经历这种痛苦,特别渴望医生的理解和关心,更渴望医生给他们缓解痛苦。所以医生认真耐心地听病人讲述病情及感受对病人多么重要。

放疗再加小剂量的化疗

通常情况下,化疗对于肿瘤细胞的杀灭,是按照一定比例进行的。在一个疗程的化疗后,绝大部分肿瘤细胞会被抑制或消灭,但仍有一些肿瘤细胞存活下来并且再次增殖,到了下一个疗程化疗后,又会有一定比例的肿瘤细胞被杀死。这样就导致经过多个疗程化疗后,仍会有极少比例的肿瘤细胞存留下来。所以,在化疗结束后,针对残存病灶进行放疗,可以进一步杀灭残存肿瘤细胞,通过这种方式,可以起到降低肿瘤复发和远处转移概率的作用。

放疗后对食管造成损伤

一部分肺部肿瘤患者在放疗的过程中,如果肿块靠近食管的话,食管也会受到一定剂量的射线辐射,这就导致食管黏膜会一定程度的损伤,从而出现进食疼痛或进食不畅的症状,当这个症状出现后,通过对症处理,可以减轻患者的不适感,在放疗结束一段时间后,放射性食管损伤可以逐渐缓解,同时不会留有后遗症。

住院一个多月，好不容易坚持到放疗结束。化疗只做了一次，由于感冒了再没有继续。于2009年3月26日出院回家。黎主任让一个月后复查。

怎样让肿瘤不再复发转移，这是一直困扰我们的问题，也是困扰医生的问题。黎主任建议我去做生物治疗，他说："生物治疗能提高身体的免疫力，防止肿瘤的复发和转移。"做生物治疗一直也是老公的愿望，他经常在网上查癌症的先进的治疗方法。就这样在黎主任的建议帮助下，我于2009年4月23日去另外一家医院做生物治疗。

坚强乐观地走下去

做生物治疗的医院是我见过的最美丽的医院，到处鲜花盛开，绿树成荫，亭台楼阁，小桥流水。真不愧是一家园林生态医院，最适合病人住院疗养。那里的第二住院部建筑风格独特，整个大楼像一艘远航的帆船，门口有高高的桅杆，大门像一徐徐拉开的帷幕，意喻为病人打开生命之门，起帆远航。

我住的是国际肿瘤治疗中心，条件很好，管理也比较人性化，病房门口都放一束鲜花，门上有圣诞老人贴画，感觉很温馨的。这次没有治疗的痛苦，只是输细胞，隔一天输一次，一次100毫升，所以住院期间就比较轻松。没有治疗的时候，就可以出去玩，医院的西面就是森林公园，可以去爬山。

在那里输了6次细胞，住了半个多月，于5月11日离开。

再次去已是3个月后，2009年8月11日，正好暑假期间，女儿在那里陪我。

这次还是输细胞，没有其他治疗。又有女儿相陪，是我七次住院当中最轻松愉快的一次。输完细胞就在病房外面玩，到处是小花园，看游鱼，看荷花。晚上就看电视剧《我的青春谁做主》，觉得里面景色好熟，护士说就是在这里拍的。

没有治疗的时候就和女儿出去玩，逛颐和园、圆明园、天安门，国家大剧院听音乐会，吃比萨、烤鸭，玩得好尽兴。

永远忘不了2008年6月10日这天下午，一纸诊断书彻底改变了我的生活。自此一年多的时间我跋涉奔波在求医的道路上，我不知道我还能走多远，也不知道未来的路有多难多艰险，但是我还是要顽强地走下去，为了我自己，更为了那些关心和爱我的人。

我的病早已超过了10年，黎主任说，癌症超过了5年，在医学上就算治愈了。我的病情也已稳定，没再出现任何复发和转移，也就停止了生物治疗。以后这几年也没有做任何治疗，也没服用任何药物，我完全成了一个健康的人，积极地生活，积极地工作，开心、乐观地对待一切，认认真真地活在当下，活好每一天。

> **黎功教授点评**
>
> 　　细胞治疗（生物治疗的一种操作模式）是免疫治疗的一种，目前的肿瘤治疗是手术、放疗、化疗三大方法，未来一定是免疫、手术、放疗、化疗四大方法，而且免疫治疗的贡献可能会超越其他三种方法成为首选。2018年我国开始应用的PD-1抗体治疗肺癌，就是免疫治疗。

如何看待死亡

　　朋友推荐了一本书，《死亡的尊严与生命的尊严》，作者傅伟勋，美国伊利诺伊大学博士。在他罹患淋巴癌后用生命写就此书。读后，感慨颇多。作为一个幸存的癌症晚期患者，有很多感同身受，所以就写下了这个题目。希望我的这些感受及书里的这些经典内容能够帮到别人，那就是我最大的欣慰了。

　　一看这个题目就不吉利吧，我们中国人怕说死，死是不吉利的，但是死又是我们每个人必定要面对的、也是我们人生的必然过程。我们要活得好，但是也要死得安然，死得舒服，死得没有遗憾，这才是一个人完美的一生。那么什么是死，怎么样准备去死呢？当然健康的人不会去考虑死的问题，只有当生命受到威胁的时候，人们才去想，才去准备。

　　"死亡"，在网上是这样解释的：生命的本质是机体内同化、异化过程这一对矛盾的不断运动；而死亡则是这一对矛盾的终止。死亡作为疾病的一种转归，也是生命的必然规律，但由于生命自然终止而"老死"（据比较生物学的研究，人类自然寿命是140～160岁）的只是极少数，人类绝大部分都死于疾病。也有部分死于意外，如战争、地震等，所以说疾病是人死亡的主要原因，尤其是癌症。得了癌症以后，你就不得不面对死亡，你会觉得离死亡那么近，以前觉得死是很遥远的事情，现在一下子就摆在了眼前，使自己和家人无法接受这突如其来的一切，我们就会产生愤怒、抱怨等一系列负面情绪，在遭受疾病折磨的同时，精神也几近崩溃。怎样才能尽快地从这种负面情绪中走出来，坦然地面对疾病，积极地配合医生治疗，是癌症患者活下去、尽可能多的延长生命的关键。

首先不惧怕死亡

　　这话说起来容易，这个世界上谁不怕死啊！生命给予人只有一次，人死又不能复生。人的一生在历史长河里是短暂的，稍纵即逝，谁不珍惜啊！如果能长生不老的话，我想谁都想活一万年。可是生命是短暂的，它不以人的意愿而改变，就像一辆长途汽车，很多人是要在中途下车的。怕死有用吗？没用的，天天怕死，惶惶不可终日，那样只会加快死亡。

《死亡的尊严与生命的尊严》这本书写到癌症患者的精神状态要经历五个阶段：否认与孤离、愤怒、讨价还价、消沉抑郁、接受。我亲身经历了这几个阶段。刚查出癌症的时候，我会不相信，觉得这不可能，我怎么会得癌症呢？我又没做坏事，噩运怎么会降临到我的头上呢，误诊，肯定是误诊。然后辗转几家医院去验证这个结果，当事实最终明确以后，就开始变得愤怒，为什么是我？这么大个世界，为什么偏偏让我得癌症。就会把自己的病迁怒于别人，尤其是自己的家人。觉得是他们对我不够好，我才会得病的。再就是觉得工作环境不好，空气污染等，就开始恨家人、恨周围的人，恨这个社会，变得不可理喻。看见每个人都生气，就觉得所有的人都对不起我，我得了癌症了，我马上要死了，而你们都还健康地活着。这时特别希望地球爆炸，世界末日到来，那时我就和所有人一样了。可是等到所有的治疗都开始了，加上家人及朋友无微不至的关怀，慢慢地情绪就平静下来，开始接受这倒霉的事实。就觉得没有办法了，已经这样了，事实已经无法改变了，只有这样过一天算一天。情绪开始抑郁消沉，不能自拔。很多人就在这种负面情绪的压力下，慢慢走向了死亡。也就是人们所说的"被癌症吓死了"。

要想继续活下去，尽可能多的延长自己的生命，就应该尽快地从这种抑郁悲观的情绪中走出来。

得了癌症为什么要怕，无非就是怕死，怕死无非就是怕失去了在这个世界上所拥有的一切，爱人、孩子、朋友及自己所喜好的世上所有的东西。随着科技的进步，社会的发展，人们生活水平的提高，我们生活的舒适度也越来越高，生活水平愈是改善，愈舍不得离开这繁华的世间，对死亡的恐惧就愈强烈。所以现代人比古人更要怕死。怎样才能超脱并克服死亡、消解死亡，做到不怕死，在《死亡的尊严与生命的尊严》这本书里，作者傅伟勋是这样总结的：

首先，他说"怕死其实就是'怕自己'，我们执着于'我'，执着于我们在世俗世间的'渴爱'，只有做到'无私无我'，才是克服惧死之心的必要条件"。是啊，我们之所以留恋，是我们放不下。放不下爱人？我们的爱人用他（她）一生中最美好的时候陪伴了我们，把他（她）的青春、爱情给了我们，还有什么舍不得呢，剩下的给别人好了。放不下孩子？我们是孩子一生中任何人也无法替代的至亲至爱，无论生还是死。放不下金钱财富？这个生不带来死不带去，我们带不走，别人也一样。相信，未来他们会更好。

其次，他说"以无私无我超越死亡挑战的人必须要有爱心，爱亲属朋友，爱邻居，爱人类"，是啊，爱可以给我们无穷的力量，给我们活下去的勇气和渴望。爱可以让我们付出一切。为了不让自己的亲人痛苦，为了不让自己的孩子失去父爱或母爱，我们就要不怕死，无论有多艰难，我们必须活下去。

再次，他说"除了爱心的表现之外，克服怕死心理的另一要件是希望的存在"，"没有希望，就没有信心，没有信心，等于精神的死亡，不必等到肉体的死亡。抱有希望的人生态度，极有助于我们祛除怕死的负面影响"。有希望人活着才有动力。当初医生说我只有半年到一年的时间，我就觉得这就够了，我比那些在地震中死去的人幸福多了（我患病是2008年6月份，"5·12"汶川地震刚过），这半年到一年，我可以做好多的事情呢，也说不定一年后我的病就治好了呢，有希望就有梦想。

最后，他说"比较自己与他人的人生命运，也是解决'怕死'心理的一个具体办法"。对这一点，我体会最深刻。当初由北京确诊后再到地方医院，看到有那么多的癌症病人，我的心里就彻底想开了。原来噩运不只是降临在我一个人的头上，还有那么多年轻的患者，我已经四十多岁了，比起那些三十多岁、二十多岁的人，还有十几岁的孩子，我又幸运多了。我还有钱治疗，我还有家人陪伴，我的病理类型还是恶性程度低的，想想这些，就不怕死了，觉得生活又美好起来了。就像那句话："当你为买不起名牌皮鞋而伤心的时候，就想想那些没有脚的人吧。"作为癌症患者，有时真的需要阿Q精神。

坦然地接受死亡

目前在世界范围内癌症还没有被攻克。所以我们必须不得不去面对死亡，随时接受死亡。我们平时可以多看一些医学类的书，多掌握一些医学知识，对自己的病情有个大体了解。平时多探讨一些生死问题，不要忌讳说死，更不要忌讳说癌症。癌症不等同于死。我们可以提前探讨还未来临的死亡，不要等到最后关头仓促地接受死亡。我们可以在平时多去想想活着的意义，会使我们更加珍惜当下的生活。

把死亡看得自然一些，就像傅伟勋书里说的"我们个体的死亡原是万事万物自然无为的生灭循环之中的小小现象，最自然不过，犹如秋天落叶一般。如果刻意抵制不可避免的死亡，只会增加对死的恐惧与自我的痛苦而已。但如体悟自我的死亡乃是落叶归根那样回归天道本根的自然过程，也就能够克服自我自私，安然接受死亡"。就像泰戈尔的诗"让生如夏花之烂漫，死如秋叶之静美"。

《圣经》里也有这样一段耶稣之语，这段话也有助于我们坦然面对生死，"我告诉你们，不要为生命忧虑，吃什么，喝什么；为身体忧虑，穿什么。生命不胜于饮食吗？身体不胜于衣裳吗？……所以不要为明天忧虑，因为明天自有明天的忧虑；一天的难处，一天当就够了"。所以啊，我们要活在当下，认认真真地活好每一天就行了。把每一天都当成"日日是好日"，每一刻都不要白过。

傅伟勋还引用了一句话，"活着是一种向死的存在"。我们自从生下来就朝着坟墓走去，并且走的过程我们都还很高兴。孔子的"未知生，焉知死"，也就是生死是相对的，没有死也就没有生。在这个世界上，死是人人平等的，无论你权势大小，贫穷富贵，只要你是人，都会面临同一问题——死亡，也都最终走向死亡。人正是因为有死亡，才懂得珍惜，才挚爱这美好的人生。

有尊严地死去

如果真的走到了生命的边缘，走到了生命的最后，我想我们应该有尊严地死去。

记得有一次去看一个朋友，她是胰腺癌，奄奄一息了，她在喊她老公，要抓着她老公的手，这时她婆婆不让，众人也都说不行，说在她咽气的时候，千万不要让她碰到你，如果最亲最近的人让她碰到了，会把他的灵魂带走的。多么可悲啊！我觉得我那个朋友好可怜，在即将离开人世的时候，她是多么渴望有人抱着她，给她以安慰，让她安详地离开啊！最后，还是她母亲来了，她紧紧地抓住母亲的手，离开人间。这世界上只有母亲不怕被带走灵魂，她倒是希望女儿把自己的灵魂带去天堂，去陪伴女儿。

国外临终关怀医院的目的：就是通过消除或减轻病痛与其他生理症状，排解心理问题和精神烦恐，令病人内心宁静地面对死亡。希望将来越来越多的人都注重对临终者的关怀，让病人舒服安详地离开。

当初在医院，我对我的主治医生说：我不怕死，可我最怕受罪了，如果我的病到了最后痛苦的时候，你给我安乐死吧。我的医生说：在我国安乐死法律上是不允许的。是啊,安乐死在法律上还存在争议,希望有一天它能够被合理应用。

其实任何病人都有选择死亡的权利,但是一个有生活自理能力,生活质量尚可的人,如果放弃生命,那就是对家人的不尊重,对社会的不负责任。

没有真正经历过生死体验的人,是没有资格和别人进行生死讨论的,也就无法与别人分享体验。"塞翁失马,焉知非福"。这次生命的试炼,是我精神上的一大收获,也是人生的一大财富。它让我更加热爱生活、珍惜生活,更加懂得了这"日日是好日"的美好人生。

> **黎功教授点评**
>
> 患癌症后,其心理状态一般要经过否认期、恐惧焦虑期、悔恨至妥协期、抑郁期和接受期五个阶段。75%的癌症住院患者患有不同程度的抑郁症,如果不能迅速走出抑郁的状态,往往会导致免疫力下降,肿瘤进展。我发现治愈的患者绝大多数是心理素质好、心态好,能积极面对的乐观派。

一场抗癌比赛

高云鹤

> 我时常想起五年前的那个夏天，奔赴北京进行的这场"比赛"，是的，在与癌症竞争的赛场上，有很多失利，但是一定要保持积极的心态，有一个可以依靠的医生团队"队友"，我将一步步地接近胜利，续写生命的精彩。

我和其他退休在家的老头儿、老太太一样，本是一只享受生活、悠然自得的闲"云"野"鹤"。

一次体检就把我这只"鹤"，变成了一只躺在砧板上准备被宰割的"鱼"。2012年7月的时候，我在当地的一家医院进行**健康查体**，查体很顺利，一二三四……按部就班，查体我已经连续做了很多年，自觉很有健康意识，不过这次的结果完全天差地别——陪同检查的子女随后被医院电话告知，"**右肺**上有**不规则肿块**，建议尽快对病变部位实行手术切除"。电话那头像是一位法官，仿佛一道天雷，给我下了最后的判决。

李广欣博士解读

▶▶▶ **健康查体**　对于健康人来说，每隔一段时间做一次健康查体是非常必要的。健康查体是目前发现早期肿瘤的重要方法。很多恶性肿瘤，在早期或中期阶段，不会表现出任何症状，自己很难感觉到，只有通过系统全面的健康查体，才能发现一些异常情况。此外，选择合适的健康查体检查项目对于发现早期肿瘤也十分重要，因为只有选择对合适的检查项目，才能准确地查找到身体存在的问题。

▶▶▶ **右肺**　肺位于胸腔，分为左、右两个肺，每个肺又分不同的肺叶（左肺两个肺叶、右肺三个肺叶）。通过对肺部肿瘤进行准确的定位，临床医生就可以选择并制订出相对准确的诊疗策略。

▶▶▶ **不规则肿块**　这样的表述在影像检查报告中经常会看到。在一份完整的影像报告中，一般情况下，医生会对肺部肿块长在哪里，有多大，是什么样的密度，有没有钙化、形态是不是规则、有没有毛刺或分叶，与周围正常组织器官是不是有粘连，注射强化剂以后肿瘤有什么样的强化特点等内容进行详细的描述。在这些文字表述中，我们就可以从中发现肿瘤良、恶性的蛛丝马迹。如果对于肺部肿块的描述是不规则、有分叶或毛刺、增强扫描肿块有强化，那么这样的肺部肿块很可能是恶性的。

最初的时候，子女考虑到我的感受，没有对我说出实情，但从他们的表情，我能察觉出一丝异样，子女迅速带我到大医院进行诊断，两家医院的诊断结果与当地医院大同小异，"手术切除病灶，手术切除病灶"，这是最终判决吗？

我当时对自己的身体状况还是很有自信的，健步如飞的我盲目认为身体没什么大碍，断然拒绝了手术切除病灶的建议，孔子曰：六十而耳顺，七十而从心所欲。都到了这把年纪，就让我随心所欲一些好吗？

我想问一句：这个病是不是一定要手术呢？

现在看来，当时问这个问题是我人生的一个最重要的决定之一，它直接扭转了抗癌战争的局势，是我抗癌的"诺曼底登陆"。当时对黎主任我也早有耳闻。2012 年 7 月 17 日，正值我国运动健儿赴伦敦参加奥运会，我也在子女的陪同下，千里迢迢赶赴北京进行我自己的比赛——找到合适的治疗方案。

彼时的北京还不是最热的，但是知道真相的儿女们却心急如焚，看到他们的表情让我感到丝丝不安，直到在一个晴朗的早上，见到了黎主任。

黎主任给我的印象非常深刻，他没有因为我们是外地人而有所怠慢，十分耐心，仔细地查看了我在其他医院做的各项检查，耐心地询问我身体各部位的状况，当他得知我家人还在瞒着我病情时，他也很贴心地没有向我说明，而是很委婉地表示："你现在**肺部可能有点儿小问题**，我给你治治，你可以放心。"自那日查体以来，连日我都奔波在各家医院间，可谓身心俱疲，黎主任的一番话让我很感动，随后

当然，影像学检查只是初步判断肿块的良、恶性的方法，最终的确诊，需要有病理学的诊断。

>> **最初的时候……察觉出一丝异样** 在临床工作中，经常会遇到这样的情况，当某位患者被诊断为恶性肿瘤时，家属会想尽一切办法对患者隐瞒实情，原因是担心患者得知自己得了癌症，会无法承受打击，心理压力过大，进而加速肿瘤的快速进展。其实，家属的这种方法并不一定是最佳的处理方式。我们在临床中也发现，很多患者知道了自己的病情后，经历过一个特定阶段的情绪波动，会逐渐接受现实，并积极配合治疗。这样反而有利于患者对治疗措施的理解，以及对治疗过程中出现的副作用的接受。

>> **肺部可能有点儿小问题** 这是医生在面对患者时经常采用的一种交流方式。对于肿瘤科医生来说，在告知患者病情时，为了防止患者出现剧烈的情绪波动，往往措辞是非常谨慎的。面对患者本人时，医生通常会把患者遇到的问题说得不那么严重，而在家属面前，则会客观、翔实地介绍患者得的是什么病；是早期、中期还是晚期；有哪些治疗的难点；治疗以后的预后如何，等等。

他帮我安排住院。

于是我开始了在北京的治疗，一切都有条不紊。

2012年7月20日，医生对我右侧肺进行**穿刺**，目的是提取肿瘤标志物，进行病理化验，那时候心里还是抱有一丝的期望，有人说过，"世界上最动人的话语不是'我爱你'，而是'你的肿瘤是良性的'"，显然，命运并没有把这句话说给我听，结果就是，肿瘤属**中等分化的腺癌**。

结果已经非常确定，我所需要做的，就是稳定情绪，一心一意地治疗。黎主任为我制订了诊疗方案——很高兴，不需要做手术，而是用一种称为**伽马刀**的方法来治疗，黎主任详细做了解释，虽然称之为"刀"，但是这种刀是无形无创的，不是"刀"却能起到刀的作用，详细的说明很快让我的心情平静下来。

2012年8月1日，奥运健儿已经在伦敦夺取了很多奖牌，我也开始了我的比赛——对病灶进行伽马刀放射治疗，治疗室是一个巨大

>>> **穿刺具体如何做**　用一根穿刺针穿到肿瘤上，取到一些肿瘤组织，将这些组织送到病理科制成切片，在显微镜下进行观察，同时进行一些相关检测。穿刺活检是肿瘤确诊的常用方式，通过活检可以为临床医生提供如下信息：①明确肿瘤是良性还是恶性；②如果是恶性，是哪种类型的恶性肿瘤；③恶性肿瘤的恶性程度如何；④肿瘤有没有突变的基因，是否适合使用某一类靶向药物；⑤目前还可以利用穿刺组织，进行免疫相关指标检测，预测免疫治疗的有效性。根据以上信息，结合患者的分期，肿瘤科医生可以为患者制订出个体化的治疗方案。当然，穿刺活检是有一定风险的。例如，有可能没取到肿瘤组织，造成穿刺失败；穿刺造成肿瘤的出血；穿刺造成肿瘤的针道种植等。所以穿刺前，医生会向患者和家属详细告知这些风险。

>>> **中等分化的腺癌**　通常所说的肺癌，指的是原发性支气管肺癌，它的病理类型有多种，最常见的包括：鳞状细胞癌、腺癌、大细胞癌、小细胞癌、腺鳞癌等，每种类型肺癌，它们的治疗方法、恶性程度、生物学行为都是不太一样的，因此，根据治疗原则的不同，肺癌又大致分为了非小细胞肺癌（包括鳞状细胞癌、腺癌、大细胞癌、腺鳞癌等）和小细胞肺癌。此外，罕见的原发性肺部恶性肿瘤还包括：神经内分泌癌（以前称为类癌）、肉瘤等。中等分化指的是恶性肿瘤细胞的分化程度中等，一般情况下，分化程度越低，提示肿瘤的恶性程度越高。根据分化程度的不同，可分为高分化、中分化、低分化和未分化肿瘤。

>>> **伽马刀**　是放射治疗的一种类型，属于立体定向放射治疗的范畴。它是一种无创治疗手段。这种放疗设备可以把高剂量 γ 射线汇聚到肿瘤局部，起到杀灭肿瘤细胞的作用。这有点像放大镜汇聚了太阳光以后，可以使焦点处的纸自燃。在伽马刀治疗肿瘤时，这种设备可以把焦点调整到肿瘤部位，使 γ 射线的高能量完全汇聚到肿瘤局部，这样，就可以对肿瘤进行毁灭性杀伤。对于局限性肺部恶性肿瘤，立体定向放射治疗的效果已经与手术相当。

的屏蔽间,用于屏蔽放射线,这就是我的"比赛场地",我的对手就是胸腔中的癌细胞,不过,我不是一个人在战斗,我的队友就是肿瘤科的医生团队,黎主任亲自为我进行病灶**精准定位**,做治疗方案,放射治疗期跨越半个月,医生无时无刻不对我嘘寒问暖,静静地躺在治疗机房里面,我没有感到一丝的孤单。黎主任的团队,做事十分严谨,我也为他们精湛的医术和平易近人的态度所感动,为高尚的医德医风所折服。

放射治疗半个月一晃而去,2012年8月16日,黎主任高兴地通知我:"可以出院了!"不过,他也给我布置了回家的作业,回家休养一个月,再来**复查**!

2012年9月17日,再次赴京复查,结果让我们都很高兴:病灶被控制,情况好转。在这个比赛中,我们终于取得了主动,我在心里为治疗团队颁发了一块奖牌。

恍然间,已经过去整整**五年**了。五年在医生看来,就是抗癌的胜利——意味着癌症的"治愈"。

黎功教授点评

肿瘤的局部治疗不仅仅只是手术一种方式,随着科技发展,放射治疗在早期非小细胞肺癌中的疗效已经与手术治疗没有区别,可以代替手术,放射治疗特别适合于年龄较大、心肺功能较差的患者。因此早期肺癌患者不一定非要手术治疗,放射治疗也是一种比较好的治疗方式。

▶▶ **精准定位** 是放射治疗最为关键的步骤之一,是患者在进行放疗前的重要准备工作。对于打算接受放疗的患者来说,在将身体固定在治疗床的情况下,模拟放疗时的体位,进行CT或MRI扫描。通过这种方式,可以获取患者在这个体位下的肿瘤影像,放疗医生在这个影像上进行靶区勾画以及后续的放疗计划设计,最终完成对恶性肿瘤的精准放疗。

▶▶ **复查** 由于恶性肿瘤很容易出现局部复发和远处转移,所以在进行完系统治疗以后,需要定期对患者进行复查。复查内容主要包括:对肿瘤原发病灶部位进行影像学检查,监测有没有复发及有没有之前治疗的副作用出现;对容易出现远处转移的脏器进行影像学监测,判断有没有转移;对肿瘤标志物进行监测,预判有无疾病进展;对血常规、血生化进行检查,了解患者身体一般状况。

▶▶ **五年** 由于恶性肿瘤是一类特殊疾病,所以评价治疗疗效时,并没有真正"治愈"的概念,取而代之的是"五年生存"的概念,如果一个肿瘤患者通过治疗以后生存期超过了五年,并且没有肿瘤病灶残留,那么就可以理解为肿瘤被"治愈"了。因为治疗五年无复发或转移,肿瘤出现"死灰复燃"的概率会大大降低。

感恩的心：肺癌九年坎坷路

万发有

> 从最初诊断为肺癌到 2018 年已经 10 多年了，回想起来真是唏嘘不已，在抗癌这条路我走了很久，走得也很曲折。经常在休息的时候，眼前闪过很多事情、很多人，我走了很多的弯路，也遇到了很多善良和帮助我的人，我想除我以外，这个世界每天都有很多人被诊断为肺癌，他们可能也正在走我以前走的路，我希望自己的这些经历，可以给以后的病友一些参考，更好地走好抗癌的征程。

未成行的南方之旅

2018 年，我 55 岁，最开始发现异常是在 2008 年的 7 月 6 日，当时单位组织体检，**体检结果倒是没有发现肺部的异常**，而是心脏有适应性期前收缩（早搏），也没有引起太大的重视。恰好和朋友约去南方旅行，就决定在北京检查下心脏，然后再南下旅行。

在北京一家三甲医院体检时，北京的专家发现了肺部的异常，大夫就关切地问我最近有什么不适。我感到很惊奇，就如实地回答确实没有什么不适，只是偶尔痰多。医生便告诉我肺部有个东西，目前还不能确定是什么，最好做**增强 CT** 检查。

记得增强 CT 报告出来的时候，医生没有直接告诉我，而是告诉我的家属，右肺部有一个

李广欣博士解读

>>> **体检结果倒是没有发现肺部的异常** 以往我们做的常规体检通常是对肺部进行 X 线片检查，这种检查手段对于肺部存在的小结节检出的可能性不是很大，因此，目前临床上采取低剂量螺旋 CT 作为肺部体检的方法。这种检查手段既可以发现肺部存在的较小的占位性病变，同时人体接受的辐射量也很小，保证了受检者的辐射安全。

>>> **增强 CT** 目前检查肺部占位性病变最重要的检查方法。临床医生针对肺部占位的患者进行胸部 CT 增强扫描的目的主要有三点：①观察肿块的血供情况，从而间接判断肿瘤是良性还是恶性；②明确肺门、纵隔有没有肿大淋巴结；③明确肿物与心脏、胸腔大血管以及周围其他脏器有没有粘连，从而判断能不能进行手术完整切除，是否需要术前进行一些辅助治疗。因此，被诊断为有"肺部占位"的患者，在身体条件允许的情况下，最好应该进行肺部增强 CT。

占位性病变，大小是 1.5cm×1.5cm×1.4cm，应该是一个肺部肿瘤。最好尽快找医院进行**手术治疗**。虽然医生没有直接告诉我，但是我从家属的神色里也猜出来了。肺癌这个疾病发病率这么高，很多时候我们都不相信那个倒霉的是自己，但是真正碰上是自己，心里有不甘，但不管如何，这条路既然踏上了，就只能风雨兼程地走下去。

与其他的病友一样，当真正面对这个疾病的时候，当初想到的是去抓住任何一个可能，任何一根救命的稻草。我开始联系熟悉的朋友，四处就医。在 2008 年 7 月 7 日住进了 A 医院，在医院里进行再次检查，确诊为肺癌，医生嘱咐必须尽快手术。

2008 年 7 月 18 日，我进行了手术治疗，手术后恢复得很不错，2008 年北京召开奥运会，举国欢腾，而我也是感到庆幸的，我能进行手术治疗，其实能手术就是意味着未来是有治愈的可能，只有没有发生转移的肿瘤才适合进行手术。

2008 年 7 月 28 日，出院，由于恢复得较好，医生嘱咐定期检查，**不用进行化疗**。但是我确实不放心，因为很多时候看到有些病友手术后进行化疗，我感觉如果不进行化疗，似乎就没有彻底将癌细胞杀灭干净，心理上认为也只有通过化疗才能将癌细胞的"残兵败将"给清扫干净，但无奈医生这么说，我便去其他医院碰碰运气。

我们先后托朋友找到了著名的 B 医院的一个主任和全国著名肿瘤专科 C 医院的一个主任，他们看过我的 CT 片，都说不用化疗，让我安心养病。我和家人还是有点不甘心。便又去 D 医院挂一个教授的号，她是著名肺癌专家，她看过我的影像报告也说不用化疗，回家正常生活，四五个月后

▶▶ **占位性病变** 是影像检查报告中经常出现的词汇，一旦有这样的描述，说明我们的正常组织、器官中长出了不应该有的肿物，需要进一步对肿物进行详细检查，明确肿物的良、恶性。

▶▶ **手术治疗** 肺部肿瘤，如果没有远处转移或患者本人没有严重的基础性疾病无法耐受手术的情况，针对肿瘤进行手术切除是首选的方法（小细胞肺癌除外）。手术可以分为开胸手术和微创手术，具体选择何种手术方法，与肿瘤的大小、生长的位置、手术切除的难易程度、患者的基础状况及意愿等综合因素有关。

▶▶ **不用进行化疗** 对于早期肺癌患者而言，单纯手术切除就可以达到治疗目的，所以通常情况下，经过肿瘤专科医生评估分期为Ⅰ期的非小细胞肺癌患者，术后可以不进行辅助化疗。

复查即可。

既然国内的这么多有名的专家都说不需要进行化疗，我们也逐渐放下了心，就开始回家休养，由于我在长白山的林区工作，正常上班也不累。预计的南方之旅，就从我诊断为肺癌，到快速地手术治疗而结束。我后来时常想如果当初进行了化疗会不会好一些，但这是没有如果，肺癌特定的期别，使用什么治疗措施，医生和专家应该都是有标准可依的。

"死灰复燃"的肿瘤

手术后几个月，我去A医院复查，复查结果没有异常，于是我一年做**三四次复查**，最开始紧张的心也慢慢地放下了，但是它也并没有就此善罢甘休。

2011年3月，也就是差不多手术治疗3年后，复查发现肿瘤转移，当时发现髂骨有**骨转移**，右侧第9肋骨转移。于是开始使用**吉西他滨和顺铂**进行化疗，化疗4个疗程后，医生又建议对**骨盆进行放疗**。由于当时北京比较热，我和家人商量回到长春，在长春

>> **三四次复查** 恶性肿瘤最大的特点就是治疗以后容易出现局部复发和远处转移，这是由恶性肿瘤的生物学行为所决定的，因此系统治疗后的定期复查十分重要。在治疗后的1～2年内，应该每3个月进行一次全面复查，复查内容包括常规血液学检查、肿瘤标志物检查、各主要脏器的影像学检查等。2年之后复查的时间可以延长到每半年一次。

>> **骨转移** 远处转移是肺癌患者经常要面对的一个问题，也是我们每隔一段时间就要进行一次全面复查的原因所在。一旦出现了远处转移，就说明肿瘤细胞已经通过血液播散到了全身，这个时候，单纯的局部治疗（如手术、放疗、介入治疗等）已经无法控制疾病的进展。而全身治疗（化疗、靶向治疗、免疫治疗）会成为主要的治疗方法。肺癌患者常见的转移部位包括肾上腺、肝脏、骨骼、脑及颈部淋巴结等。所以在定期复查时，我们通常要对上述脏器进行全面的检查，才能够系统准确地判断出患者有没有出现远处转移的情况。骨扫描是判断有没有骨转移最常用的检查方法，这种方法可以检测到全身骨骼的各种急、慢性损伤，一旦肿瘤细胞破坏正常骨质，调动起骨骼细胞的自身修复，骨扫描设备就会自动探测到并显示出来，再排除以往的慢性损伤，就可以确定出骨转移灶的存在。肿瘤在手术后原部位生长出来称为"复发"；如果肿瘤不是在原部位生长出来而是跑到其他的脏器上，如骨、颅脑、肝脏、肾上腺，就称为"转移"。

>> **吉西他滨和顺铂** 主要副作用包括不想吃东西、恶心、呕吐，影响肾功能、手脚麻木等。在临床实施化疗的过程中，医生会在使用化疗药物的同时，使用诸多辅助药物尽量减轻给患者带来的副作用。

>> **骨盆进行放疗** 放疗是控制骨转移病灶的常规治疗方法之一，既可以控制骨转移病灶不再发展，又可以缓解骨转移患者的疼痛。放疗一般每天做1次，连续照射5天后休息2天。对于骨转移病灶，放疗在20次左右，根据照射部位的

的医院进行了20次放疗。

2011年10月，我开始使用肺癌的靶向药物**吉非替尼**（易瑞沙）进行治疗，没有做**基因检测**，就是"盲吃"的吉非替尼。当时吃了4个月，花费了6万多，目前这个药物已经进入了医保，病人承担的费用也大幅下降。

2012年2月，复查时又发现新的转移灶，证明吉非替尼已不起作用。于是再次进化化疗，使用**培美曲塞联合卡铂**，化疗了4个疗程。

2013年复查时双肺又有了转移灶，医生的评估建议是病情进展，海军总医院的医生建议我使用**厄洛替尼**（特罗凯）。但吉非替尼和厄洛替尼是同一类的药物，吉非替尼没有起到效果，厄洛替尼就一定有效吗？这是一个很大的问号，估计很多病友也会遇到这个情况。而且我用的吉非替尼是在医院购买的，根据相关优惠可以领慈善赠药，确实找不到换药的理由。

2013年3月，我痛得比较厉害，就开始吃**止痛药**。2013年5月去北京时，A医院的医生给开了厄洛替尼，比较神奇的是，吃上厄洛替尼之后就不疼了，甚至是撤掉了止痛药。这个真是让

不同，放疗次数会略有不同。

▶▶ **吉非替尼** 商品名为易瑞沙，是最早出现的肺癌分子靶向药物，属于EGFR抑制剂的第一代产品。对于一部分非小细胞肺癌患者而言，他们身体中肿瘤的发生、发展是由于一种叫作EGFR（表皮生长因子受体）的分子发生了变化所导致的。如果将其阻断，就可以抑制肿瘤的增殖，从而很好地控制住肿瘤。由于这种药物只对EGFR突变的患者有效，因此在使用这个药物之前，要对肿瘤细胞上的这个基因进行检测，一旦检测到有突变，就可以选择该药物。

▶▶ **基因检测** 通过对肿瘤或血液中的肿瘤细胞的DNA进行检测的技术。通过这种检测，可以筛选出肿瘤中的突变基因，从而进一步筛选出针对某种突变基因的靶向药物。目前肺癌的常用靶向药物主要是针对EGFR突变的药物以及针对ALK基因突变的靶向药物，在使用相关药物之前，通常需要进行相应的基因检测。此外，还有一些针对其他靶点的新的靶向药物陆续问世，而基因检测则是选择这些药物的前提和基础。

▶▶ **培美曲塞联合卡铂** 培美曲塞是肺腺癌常用的化疗药物，与其他肺癌化疗药物相比，它的副作用相对较轻。这个药物与铂类药物联合，通常也是每21天使用一次，目前已经成为肺腺癌的首选化疗药物。

▶▶ **厄洛替尼** 商品名为特罗凯，也是EGFR拮抗剂，与吉非替尼一样，是第一代的EGFR拮抗药物，它的作用机制与吉非替尼相同。与吉非替尼、厄洛替尼相似的药物还有埃克替尼（凯美钠，我国国产的同类药物）。

▶▶ **止痛药** 止痛药是恶性肿瘤患者经常会用到的一类药物。目前，很多患者以及患者家属都对止痛药比较排斥，担心使用止痛药后会出现药物依赖。其实，这是一种误区，在有肿瘤性疼痛存在的情况下，使用止痛药物，基本上是不会存在药物依赖的。在使用止痛药物时，提醒您注意以下几个问题：①一定要按时服药，目前很多止痛

人捉摸不透，吉非替尼无效，厄洛替尼是起作用的，凡事都不是绝对的，当然如果我有基因检测结果，可能就更好了，这样选择靶向药物，就更加有依据。

2014年3月，我又开始感觉到痛，且也感觉到骨痛。当时就医的A医院也没有什么办法。我和家人便去了某著名B肿瘤医院，使用了**贝伐单抗**联合培美曲塞，这些是进口药物，6个疗程下来花费颇多。花费巨大却并不一定就解决问题，癌症这个疾病如果钱可以解决，也许那些有钱的人，应该活得更长才对，事实上把癌症控制好最关键的还是走对路。

上天赐予一线希望之光

2014年8月，刚做完6个疗程的化疗，却没有解决问题。我的骨骼又开始痛了。但是比较奇怪的是，A肿瘤医院不能给我进行放射治疗，由于众多患者排着队等待放疗，因此只有在A肿瘤医院进行手术治疗的患者才给予在那里进行放疗，这个逻辑让我难以理解。

我没有办法进行放射治疗，又感觉到疼痛，实在是像盲人骑瞎马，夜半临深池。不过上天还是给予了我一线生机，偶然我看电视的时候，一个节目介绍黎主任给一个患者治疗的故事。这个像是一根从天上垂下来的救命稻草，我能做的也就是紧紧地抓住。

2014年9月16日，我去医院找黎主任，他是我见过态度最和蔼可亲的医生了，他对患者的负责态度的确值得称赞。黎主任在认真看了我的病历资料后，跟我说这个情况需要放疗。我现在的情况主要是以前的放疗不彻底。于是就马上进行

药是要求每8小时或每12小时服用一次，只有按照规定的时间来服药，止痛效果才会最好；②止痛药没有最高剂量限制，只要还能感觉到疼痛存在，就可以提高药物使用剂量；③止痛药物会有一定的副作用，主要包括：便秘、小便排出障碍、头晕、恶心等。其中一些症状在使用止痛药后2～3天后会自行缓解（如小便障碍、头晕、恶心等），但是便秘会持续存在，所以使用止痛药的同时，要使用一些通便药物。

>> **贝伐单抗** 是抑制肿瘤血管生成的一种靶向药物，这种药物在使用之前，不需要进行基因检测。它通常与化疗药物联合使用，可以使肿瘤控制率进一步提高。由于这种药物可以抑制血管的生成，所以在手术后一个月内或一个月内打算手术的情况下，应避免使用该药物。此外，贝伐单抗对于恶性胸、腹水（即由于恶性肿瘤引起的胸水或腹水）的治疗，也有较好的疗效。

了 32 次放疗，放疗之后的效果非常不错。为了巩固治疗效果，我又做了几个疗程的化疗，化疗方案中应用的是吉西他滨。

2015 年的时候，我开始多处**骨痛**，这个疼痛简直是折磨人，我每天晚上只能睡几小时，一般是半小时后就换一个地方，家里的床、沙发都是我临时的床铺。一个晚上起来六七次，当时我的朋友都以为我挺不过去了。现在想起来，这个病不只是我受罪，其实付出更多的是我的家人，也正是他们的默默支持，使得我能坚持这么久。2015 年 10 月，我又进行了 30 次放疗。11 月放疗完，回家之后还痛了半个月。这个时候我还做了基因检测。黎主任建议我使用第三代 EGFR 的靶向药物 **AZD9291**。

2016 年 1 月 6 日我开始服用 AZD9291，每天 100mg，一直服用到现在，AZD9291 的效果非常好，我现在的生活完全正常，一年复查两次。从 2011 年到 2018 年一直每月注射一针**唑来膦酸**，由于目前控制得很好，医生也建议改为每 2 个月一针。

回顾自己走过的路，一晃 9 年多，快 10 年了，感触自己遭罪，家人也跟着遭罪，通过放疗缓解了我的骨痛，又通过靶向药物，达到了这么一个长期的控制。接下来的路，我一定要好好走。通过我的故事，各位读者朋友也可能了解到了，在治疗过程中遇到好医生、医德和技术兼备的医生是多么重要。

▶▶ **骨痛** 由骨转移引起的骨痛是癌痛的一种类型，其特点为疼痛较为持续，而且夜间疼痛较为剧烈。缓解骨痛的方法主要有三种：一是针对骨转移灶进行放射治疗，这种方法既能够控制肿瘤病灶的进展，又可以缓解疼痛；二是使用止痛药物对症处理，这种方法只是姑息治疗的一种方式；三是静脉注射防止骨细胞溶解的药物，学术界称之为破骨细胞抑制剂，如唑来膦酸注射液、帕米膦酸二钠注射液。

▶▶ **AZD9291** 即奥西替尼，是第三代 EGFR 拮抗剂（前面提到的吉非替尼、厄洛替尼是第一代药物），这个药物主要针对吉非替尼、厄洛替尼耐药的患者。对于这两种药物耐药的患者，如果基因检测有 T790M 突变，就提示 AZD9291 治疗有效，可以选择这个药物。

▶▶ **唑来膦酸** 属于双膦酸盐类药物，可以治疗恶性肿瘤骨转移引起的高钙血症和骨痛症，大部分骨转移患者，都会用到这一类的药物。这个药物每 21～28 天使用一次，目前并没有明确临床试验指出最佳的使用时间是多久。由于这类药物也有副作用（如血钙降低、骨坏死等），因此如果使用 2 年，病情平稳，可以延长使用间隔，甚至是停药。如果使用时间超过了 1 年半，最好口服钙片预防低血钙的发生。

黎功教授点评

1. 早期肺癌手术后由于发生转移或复发的可能性比较小，所以手术后都不建议进行化疗，但是并不是所有的早期肺癌都不发生转移。

2. 发生转移的肺癌患者，先进行化疗、靶向药物治疗或免疫治疗，而后局部再放疗的联合治疗是最佳治疗方式。

3. 新型靶向药物越来越多，效果越来越好，以前想象不到的疗效在未来的肿瘤治疗中都有可能实现。

唐人抗癌记：碰上"它"六年了

唐 人

> 从2011年发现那个肺部的小结节，到2018年已经有7年了，回顾这7年的抗癌历程，有太多的感触，抗癌就像是在一场激烈的战斗之中，有时需要当机立断地做决定，有时又需要权衡利弊，慎之再慎。但最重要还是一个积极的心态，一个在战略层面，或者说意识里藐视肿瘤，不害怕肿瘤，但是在战术层面，也就是实际治疗中重视肿瘤，尽量争取每一个治疗细节不犯错误。

"戴面纱"的肺部小结节

我的网名是唐人，2011年12月，在当地医院体检时发现右肺下部有个1.2cm的小结节，当时的报告为**肺结节**。

2013年1月6日，送儿子学小提琴，因自己的车在4S店修理，4S店配了一辆代步车。由于不是很熟悉此车的性能，车内的空调调得有点儿高。开了一会儿车后感觉有些闷，儿子学琴的地方就在医院附近，于是我打电话给当放射科主任的同学，刚巧这个同学正在上班，就去做了肺部CT检查，当时检查结果显示的1.2cm的小结节可能是良性的。

2013年1月7日，拿CT片去找呼吸科主任看结果，也说没事的，解释说现在空气质量指数

李广欣博士解读

》肺结节 是肺部CT检查报告中经常使用的对肺部占位性病变的描述。一般情况下，肿物小于3cm才被称为"结节"。但是，肺部出现结节并不代表一定是恶性肿瘤，恰恰相反，大多数的肺结节都是良性病变，常见的肺结节包括感染性疾病，如肺炎、肺结核、肺曲霉菌病；一些慢性疾病，如肺炎性假瘤、错构瘤、慢性支气管炎等；另外一种可能就是恶性肿瘤，如原发性肺癌、肺转移癌等。

不好，大多数人都受影响，这个是正常的。我又找了肿瘤科主任，结论也是一样的。刚想回家时，放射科的同学来电话说："你如果很在意，去上海做个 PET-CT 吧。我昨晚下半夜工作不忙，就把你 2011 年 12 月的片子调出来对比了一下，感觉纵隔淋巴处有点儿大起来。"听了同学的话，当天就订了前往上海的车票。

2013 年 1 月 8 日，我在上海 A 医院做了 PET-CT，很快做完了扫描，但报告需要等到第二天。那天晚上我等待得确实难熬，失眠到天亮。第二天报告都不敢去取，叫妻子去取回来。报告上写着"右肺下叶小结节 1.2cm，伴有纵隔淋巴结节 2.0cm，疑似肺 Ca。"当时不懂，看报告上没写癌字，以为没什么事，心里也想 35 岁不会生癌的。

2013 年 1 月 10 日，A 医院三个科室会诊时三个专家看完 PET-CT 结果，讨论了一番，说可能是良性的，尽快住院做手术。我出会诊室后，有个专家专门出来，偷偷跟我妻子说："可能是恶性的，尽快住院手术。"

2013 年 1 月 10 日下午，马上去胸科医院，专家说："你的这个结节看起来可能是恶性肿瘤，要住院，确诊。"我一下子蒙了，赶紧联系朋友，急匆匆赶去 B 医院。

2013 年 1 月 13 日，安排纵隔镜手术取病理，确诊为**肺腺癌**，**ⅢB 期**，已经不能手术，当时没有做基因检测。确诊当天，妻子哭得昏过去了，我自己还算坚强，告诉自己不能倒下去，儿子才上小学一年级，接下来就边住院、边上网查资料。在谈癌色变的年代，当时的我 35 岁，我能清晰地记得当时的感受：恐惧、煎熬、

▶▶▶ **PET-CT** 是目前鉴别肿瘤良、恶性的最先进的检查方法，这种检查是将 PET 和 CT 各自的优势进行完美融合，既可以清晰地显示肿瘤的影像特点，又可以将肿瘤的良、恶性很好地进行区分。在常规 CT 或 MRI 检查无法判断肿块是不是恶性时，通常会选择这种方法进行鉴别。当然，在极个别的情况下，PET-CT 也有可能无法准确地判断，这个时候，只能通过针对肿瘤组织进行穿刺，通过病理诊断来最终确诊。

▶▶▶ **Ca** 是癌症英文 Cancer 的缩写，由于在常人的眼中，癌症往往被认为是不治之症，有些患者看到"癌"这个字会比较敏感，容易引起激烈的情绪波动，所以，为了尽可能消除这样的隐患，医生通常会在报告中用"Ca"代替"癌"的表述，同时将实际情况向患者家属告知。

▶▶▶ **肺腺癌** 我们平时所说的肺癌只是一个笼统的表述，其实，根据病理类型的不同，肺癌可以分为很多种，大体上肺癌分为小细胞肺癌、非小细胞肺癌。非小细胞肺癌又包括了鳞状细胞癌、腺癌、大细胞癌等。此外相对罕见的还有神经内分泌癌（也称类癌）、肉瘤等。不同病理类型的肺癌，它们的恶性程度、生物学行为、治疗方法都有所不同，所以，明确恶性肿瘤的具体病理类型是十分重要的。

▶▶▶ **ⅢB 期** ⅢB 期是肺癌临床分期的表述。根据疾病发展

无助……

2013年1月16日，进行化疗，方案是**培美曲塞和顺铂**。因为工作，所以当时病情瞒着所有亲戚、朋友和客户。出院后，差不多要过春节，也没有心情买年货，就那样过了一个郁闷的春节。有一个朋友的老公患过肝癌，对这方面比较懂，我就去找她商量以后怎样治疗等，她介绍了成都一个很有名的专家，大年初三，我和妻子、妈妈登上了去成都的飞机，开始了漫长的抗癌之路。

第一场胜仗——全身肿瘤病灶消失

在成都拍CT片后，报告结果显示肿瘤没增大，也没有缩小，这也宣布了培美曲塞等化疗效果有限。马上更换方案，用**多西紫杉醇加卡铂**进行介入治疗，同时检测了**EGFR基因**，结果为EGFR基因野生型，也就是没有突变。21天后复查，原发病灶缩小了70%左右，纵隔没有变化。

2013年4月4日，第三

程度的不同，恶性肿瘤通常可分为Ⅰ期、Ⅱ期、Ⅲ期和Ⅳ期。每个分期再根据具体标准分为A、B期。其中Ⅰ、Ⅱ、Ⅲ期都说明肿瘤没有出现远处转移，只不过肿瘤在局部进展的程度不同，而一旦被确定为Ⅳ期，就说明肿瘤细胞已经转移到了远处。这名患者所说的ⅢB期，可以理解为局部晚期。

>> **培美曲塞和顺铂** 化疗药物培美曲塞的商品名为力比泰；顺铂是目前肺癌化疗方案中最常用的基础化疗药。这两种化疗药结合的方案，是目前肺腺癌首选的治疗方案。在这两个药物中，培美曲塞的副作用相对较小，而顺铂的副作用相对较大，常见的有不想吃东西、恶心甚至呕吐、手脚麻木、影响肝肾脏功能、影响听力等，所以在治疗过程中，医生通常会使用辅助治疗药物，预防副作用的出现，缓解患者的主观不适，这也是为什么输化疗药的前后要输其他药物的原因。

>> **多西紫杉醇加卡铂** 是肺腺癌的二线治疗方案，在一线方案失效的情况下，临床上通常会选择二线化疗。在这个方案中，多西紫杉醇和卡铂都对白细胞、血小板有比较明显的影响，所以在治疗结束后，定期抽血进行血常规检查，是非常重要的，一旦血象降低，一定要及时进行对症处理。

>> **EGFR基因** 这里所说的EGFR的基因检测，是确定肺腺癌患者能不能口服EGFR这一类靶向药物的重要依据，只有这个基因有了突变，使用相应的靶向药物才会有效。这类药物的常用药物包括：吉非替尼、厄洛替尼、埃克替尼、阿法替尼等。除了EGFR基因以外，目前还常规进行ALK基因的检测，这种基因在肺腺癌人群中突变的概率不足5%，可是一旦突变，使用一种叫作克唑替尼的药物，会非常有效。所以，对于非小细胞肺癌，尤其是肺腺癌的患者，EGFR、ALK检测，已成为常规的检查项目。在做相关检测时，最好使用肿瘤组织标本进行相关检测，因为肿瘤组织给我们提供的信息是最准确的。如果确实无法得到肿瘤组织标本或组织标本时间过长、数量过少，此时也可以抽血进行检测，不过抽血检测的准确性会有所降低。

次**介入治疗**，并配上了**放疗方案**。一听说要进行放疗，就去查阅了资料，获悉放疗容易得**放射性肺炎**，无法逆转。吓得我连夜订了机票想回家，订好机票后想和主治医生道个别，感谢他的全力以赴和照顾。主治医生一听我要回去就急了，他说你不要急着走，我们见个面详谈。热心的主治医生做完手头工作亲自来我住的酒店，每当想起这一幕真的非常感动。在我住的酒店里，我把顾虑跟他说了，他给我举了个例子："交通事故每天不计其数，死亡率之高人人都知道，为何还有这么多人要自己驾驶汽车呢？"，"你还这么年轻，放弃一条路真的很可惜，不是人人都会得放射性肺炎"。我答应他先留下，好好考虑一下，是不是要放疗。我和妻子、妈妈三人讨论了一晚上，详细分析利弊。

2013 年 4 月 27 日，开始持续 33 次 /6600cGy 剂量的放疗，2017 年 7 月 19 日，第 5 次介入治疗之后，出院。

2013 年 8 月 20 日，PET-CT 复查，全身 **CR**，即全身所有肿瘤病灶消失，接下来就是空窗期，再无治疗。

>>> **介入治疗** 是从人的腹股沟的动脉内插入一根很细的管子，把这个管子沿着人的动脉直接输送到肿瘤部位，对肿瘤进行药物灌注或用药物把供应肿瘤生长的血管堵住，使得肿瘤失去营养供应从而死亡。说到介入治疗的适用范围，我们首先想到的是肝癌，认为只有肝癌才会用到介入治疗。其实这是一种误区。介入治疗是恶性肿瘤重要的局部治疗方法，它可以通过导管把化疗药物输到肿瘤的局部，使得肿瘤的局部药物浓度很高，更好地杀灭肿瘤细胞；同时，它还可以阻断肿瘤的供血血管，使得肿瘤组织得不到充足的营养供应，从而达到控制肿瘤生长的目的。

>>> **放疗方案** 放疗是恶性肿瘤重要的局部治疗方法，在肺癌治疗中，占据着重要的地位。由于并不是所有诊断为肺癌的患者都适合手术切除，所以一旦手术无法切除肿瘤病灶，在局部肿瘤的控制上，放疗就成为首选方法。不仅如此，对于肺癌的转移病灶，如脑转移灶、骨转移灶的治疗上，放疗都会经常用到。

>>> **放射性肺炎** 是胸部肿瘤放疗后最为严重的不良反应。这种不良反应的产生，不仅与肿瘤的大小、肿瘤的部位等因素相关，还与放疗照射方式、患者的免疫力、有没有肺部感染等综合因素有关。放射性肺炎的发生率并不像传言中那么高，而且即使发生了放射性肺炎，大部分患者通过积极治疗是可以完全缓解的，只有极个别免疫力低下的患者，会出现不良预后。一旦出现放射性肺炎，病人通常会感觉到胸闷、喘不过来气，有时会伴有发热，而且这些症状出现之前，往往会有感冒的诱因。因此，如果病人在接受了胸部的放射治疗，在放疗后的一段时间（尤其是半年内）出现上面所说的症状，一定要引起重视，及时进行胸部 CT 检查和血常规化验，如果出现异常，及时就诊放疗科或呼吸科。

>>> **CR** 是评价肿瘤治疗疗效的专业术语，中

卷土重来的肿瘤——谁给我指条路

2014年10月9日，在上海C医院PET-CT复查，发现**肿瘤复发并新增多发骨转移**。

2014年10月15日，继续之前的方案介入治疗，即多西紫杉醇联合卡铂，并注射**唑来膦酸**，治疗没有起到之前的效果。病情进展很快。**咳嗽、气喘、气急、痰中偶尔有血丝**，但是主治医生还是不愿意放弃原方案，要继续介入治疗。我和妻子坚决反对，万分绝望中盲试易瑞沙，吃了8天后病情仍继续进展，卧床不起。妻子一直关注黎主任，迷茫无助之时抱着试试看的心态只身前往北京求医，黎主任在详细了解我的治疗情况之后，他不认为我没有基因突变，建议我们检测ALK这个基因的突变情况。

这样的一条信息却救了我一条命，救了一个家庭，救命之恩终生难忘。妻子去北京时恰好带着白片（组织穿刺），于是我们就近在北京做了ALK基因检测，基因检查结果表明我确实是ALK阳性突变，也

文表述为肿瘤完全缓解，即以前有肿瘤的地方已经看不到肿瘤的存在。根据肿瘤变化的不同，肿瘤疗效评价依次分为CR、PR、SD和PD。除了CR外，PR表示肿瘤已经缩小了很多，但还能够看到；SD指肿瘤基本保持不变，既没有明显缩小，也没有明显增大；PD指肿瘤有了明显增大，或出现了新发病灶。在肿瘤治疗中，如果疗效评价为CR、PR、SD，都说明治疗是有效的。而PD则表示肿瘤已经进展，当前治疗对肿瘤无效，需要更改治疗方案。

▶▶ **肿瘤复发并新增多发骨转移** 肿瘤的复发和转移是肿瘤治疗经常遇到的问题，也是肿瘤之所以难治的原因。肺腺癌的患者，肺部肿瘤细胞很容易跑到肾上腺、肝脏、骨骼及颅脑，所以这些部位是定期复查的重中之重，一旦肿瘤出现远处转移，治疗方式就要以全身治疗（化疗、靶向治疗）为主，同时辅以局部治疗方法（如放疗控制转移病灶）。

▶▶ **唑来膦酸** 属于双膦酸盐类药物，可以治疗恶性肿瘤骨转移引起的高钙血症和骨痛症，大部分骨转移患者，都会用到这一类的药物。

▶▶ **咳嗽、气喘、气急、痰中偶尔有血丝** 这些症状是肺癌患者经常会表现出来的临床症状。其中"痰中带血"是肺癌患者相对典型的一个症状。如果平时健康人突然在一段时间内经常出现痰中有血丝，那么我们一定要引起重视，因为这样很可能是肺脏出现了问题。这个时候，最好的办法就是要做一个肺部的增强CT，明确肺脏有没有肿瘤出现。

▶▶ **ALK** ALK中文名称为"间变性淋巴瘤激酶"，由于这个基因最早是在间变淋巴瘤的一个亚型中被发现的，所以如此命名。这个基因目前已经被证实是非小细胞肺癌的一个强力驱动基因，也就是这个基因发生改变（主要是基因融合）后，会极大地促进癌症的发生发展，而一旦找到了驱

就近在北京拿了针对 ALK 的药物**克唑替尼**，也是从那一刻起，我才真正把肿瘤的样子给辨识清楚，开启了抗癌的靶向治疗之路。

2014 年 11 月 20 日，开始服用靶向药物克唑替尼，服药第二天就可以下床走路了，立竿见影。吃克唑替尼一个月之后，我和妻子一起前往北京去找黎主任，他是我见过最和蔼可亲的医生。

2015 年 2 月 28 日，开始服用克唑替尼联合 **PD-1 抑制剂**，PD-1 抑制剂选择的是**派姆单抗**，也就是病友说的 K 药。

靶向药物的"耐药"和"反耐药"

2015 年 9 月 20 日，共服用克唑替尼 10 个月、PD-1 抑制剂 9 次，脑增强磁共振检查发现多发脑转移。

2015 年 9 月 21 日，停止以上方案，换入脑（透过血脑屏障）能力较好的 ALK 二代药物**色瑞替尼**，代号为 LDK378。

2016 年 4 月 22 日，突发脑转移症状，表现为喷射性呕吐、视物重影、失语、瘫痪，昏迷后送当地医院抢救，并输注甘露醇进行脑部脱水。对于控制肿瘤当地医生已经

动基因并加以阻断，那么治疗癌症就会事半功倍。针对 ALK 基因融合的药物，最常用的为克唑替尼，此外还包括色瑞替尼、艾乐替尼等。

>>> **克唑替尼** 是一个可以抑制多个基因靶点的靶向药物，对于 ALK、ROS 和 MET 激酶活性异常的肿瘤患者，克唑替尼对人体具有显著的疗效。尤其是对 ALK 基因融合的非小细胞肺癌患者，克唑替尼的有效率可以达到 70% 左右。

>>> **PD-1 抑制剂** 或称为 PD-1 抗体。这类药物属于目前肿瘤治疗领域研究最为火热的免疫治疗范畴。我们体内免疫细胞中的 T 淋巴细胞本身是具有攻击肿瘤细胞功能的，但是这个细胞的表面存在一种叫作 PD-1 的蛋白质，这种蛋白质可以与存在于肿瘤细胞表面的 PD-L1 蛋白质相结合，二者一旦结合到一起，就会使 T 细胞失去攻击肿瘤细胞的功能。但 PD-1 抑制剂进入身体以后，它就可以先于肿瘤细胞表面的 PD-L1 与 PD-1 相结合，从而阻止了 PD-1 与 PD-L1 的结合，这样，就会"唤醒"T 淋巴细胞对肿瘤细胞的识别和攻击。

>>> **派姆单抗** PD-1 抑制剂目前有 2 种药物，分别是默沙东公司研制的派姆单抗（Keytruda，K 药）和百时美施贵宝公司研制的 Opdivo（纳武单抗，O 药）。其中 K 药每 3 周使用一次，O 药每 2 周使用一次，这两种药物具有相同的抗肿瘤作用机制。从理论上讲，没有孰优孰劣之分。

>>> **色瑞替尼** 是一种用于治疗 ALK 阳性，同时克唑替尼治疗失效或者无法耐受克唑替尼副作用的非小细胞肺癌患者的新型靶向药物，如果在使用了克唑替尼疾病再次出现进展时，色瑞替尼是一个非常好的选择。

束手无策，我妻子临危不乱，联系上杭州病友，让朋友连夜去杭州病友家拿来了 ALK 的第三代靶向药物**劳拉替尼**，代号为 3922。

2016 年 4 月 23 日早上 6 点，服下 25mg 劳拉替尼，服药后 12 小时左右，我的手脚可以稍微活动了，意识也开始逐渐清醒，妻子怕劳拉替尼使用 25mg 的量不够救回我的命，第二天开始服用 35mg 剂量的劳拉替尼。服用劳拉替尼药物 9 天后，我的身体全部恢复正常，并到上海胸科医院进行**全脑放疗**，剂量为 10 天/3000cGy，并停用劳拉替尼，重新用回了色瑞替尼（LDK378）。

2017 年 5 月 30 日，共服用 ALK 二代靶向药物色瑞替尼（LDK378）21 个月，彻底耐药，脑部又一次进展，出现瘫痪。于是停了色瑞替尼，又开始服用劳拉替尼，剂量为每天 35mg，15 天之后恢复正常，又停了劳拉替尼。

做一个积极主动、乐观的抗癌人

2017 年 6 月 23 日，使用**力比泰联合贝伐单抗**化疗，因 2013 年 1 月用过一次力比泰联合顺铂，当时肿瘤病灶没有增大也没有缩小，医生判断为无效。但后面我和妻子查找了很多资料，最后感觉力比泰对我不一定是无效的。为什么这么说呢？

• 通常化疗药物用 2 次才做评估，我当时做了 1 次化疗后就做了评估。

• 肿瘤病灶没有增大也没有缩小，说明是稳定的，而肿瘤稳定通常也判为有效方案。

▶▶ **劳拉替尼** 是新一代 ALK/ROS-1 酪氨酸激酶抑制剂，适用于转移性 ALK 阳性的晚期非小细胞肺癌患者，相对于色瑞替尼具有更多靶点。

▶▶ **全脑放疗** 指针对所有脑组织进行全面放射线照射的一种治疗方式。当癌症患者出现了脑转移，尤其是出现多个转移病灶时，我们经常会选择这种全脑放疗的方式。这种方式主要的目的在于预防正常的脑组织再次出现新发脑转移病灶。当然，为了防止出现严重的副作用，全脑放疗的剂量无法达到很高，而这个相对低的剂量对于治疗已经出现的脑转移病灶是不够的，因此在进行全脑放疗的同时，针对转移病灶会进行局部加量或者增加伽马刀治疗。

▶▶ **力比泰联合贝伐单抗** 力比泰，又名培美曲塞，是肺腺癌常用的化疗药物；贝伐单抗属于靶向治疗药物，它的主要作用是抑制肿瘤滋养血管的形成，这个药物通常与化疗药物联合使用，可以提高化疗药物的治疗有效率。

- ALK 阳性的病人，力比泰有效的概率相对要高。

基于上面这些考虑，我们这一次的化疗方案定为力比泰联合贝伐单抗，冒一下险。后来的事实证明我赌赢了，力比泰联合贝伐单抗对我来说是相当有效果的。

2017 年 6 月 23 日至 2017 年 10 月 31 日，进行了 6 个化疗周期，化疗方案皆为力比泰联合贝伐单抗，其中第 5 个、第 6 个化疗周期从 21 天拉长到 35 天，这些是结合病人的体感及肿瘤标志物具体来分析的。

从生病至 2018 年，除了 3 次突发状况出现症状外，其余时间如正常人。

能吃，体重从生病前 160 斤增加到现在的 180 斤。

能睡，中午觉没停过。

能游泳，一口气游 1000 米没有问题。

能爬山，隔三岔五地约上好友征服一座座山峰。

平时复查，血常规、大生化、D-二聚体、C 反应蛋白等都正常。

后面的抗癌路上还有几种药物可以尝试，如艾乐替尼（代号 CH）、布加替尼（AP26113）、劳拉替尼（3922）。

相信科学的发展，癌症已经成为慢性病，生病时儿子上小学一年级，曾经的愿望是想活着看到儿子小学毕业，如今儿子已经上初中，我又许下的愿望是看到儿子上高中，以及上大学。

我一个非常重要的体会是，一定要注重学习，由于之前的抗癌经历，我深知癌症患者或家属了解癌症治疗相关知识的重要性，大家可以通过我上面的故事看到很多，里面有很多惊险的环节，其中任何一个环节处理不好就非常被动。癌症的治疗药物和措施发展很快，即便是医生也不是都能及时地全面地了解，治疗时我们需要相信医生，但是却一定要有自己的知识、理解和主见，生命是属于我们自己的、我们家人的。正如我提到的 ALK 的第三代靶向药物劳拉替尼（3922），这个药两次救了我，我为何见好就收，而不是一直按住吃这个药物，而是等恢复到正常就去化疗了？这些都是需要有自己的知识积累、主见和理解，自己也才能在这条路上一直走下去，走向胜利。

黎功教授点评

1. 当医生也要活到老，学到老，终生学习，唐人是我遇见的第一位肺癌ALK阳性的患者，那时刚刚上市了治疗ALK阳性患者的药物克唑替尼，当时不少医生还不了解ALK及克唑替尼，如果医生没有这方面知识，就会错过这种精准的靶向治疗，后果可想而知。

2. 医生要不断总结经验，不能照本宣科，实际上每一位患者的身体状况，肿瘤特性都不同，怎么能套用一个方案而治疗一类癌症呢？肺癌就是一类癌症而不是一种癌症，同是肺癌的患者可能治疗方法完全不同，应该因病施治，做到肿瘤治疗的个体化。

3. 患者也是医生的老师，医生要不断从患者的经历和体会中总结成功的经验，患者经历痛苦和花费巨资换来的成功是我们医生的无价之宝。

4. 做一个学习型的患者更容易成功，唐人和他爱人后面采取的治疗都是他们自我学习，自己应用的，他们的理论和实践水平已经远远超越了普通肿瘤医生，而且提前超越了中国肺癌的治疗指南，早早地把国外的医学最新进展应用到了自己的治疗中而且成功了，可喜可贺！

治好了我"不能治疗的肿瘤"

詹守禄

> 我们每一位患者在获得新生的有限时间内,一定要保持良好的心态,珍惜来之不易的生命,不管今后的路有多长,我都要以快乐喜悦的心情度过每一天。

与心脏病一起出现的"阴霾"

2018年我65岁,我在2009年因一次腹泻引发了心脏病,刚发病时心脏各种期前收缩(早搏)不断出现,在县医院检查时有房性早搏、室性早搏、交界逸搏、传导阻滞等问题,同时心率也由患病前的每分钟60多次下降到50次,其中间歇最长时达2.3秒。县医院不给开药治疗,让抓紧到外地大医院治疗。

根据县医院医生的意见,我尽快办理了外出治疗的转诊手续,于2009年4月15日到了北京,先到中国医学科学院阜外医院检查,在阜外医院经过多方检查,通过磁共振扫描发现右肺上腔静脉旁有一不明信号,当时的影像数字是长19mm、宽12mm,为了进一步查清真相,医生让再做一次增强CT检查,因我在家有一次海鲜过敏史,医生说不能用增强剂,因此就没有进一步确诊。当时心脏科医生说:"当务之急是治疗心脏,肺部问题先可放一放。"那时我自己也没多想,只知道心脏对我来说很重要,就千方百计找专家重点治疗心脏问题。

转眼之间过去了3年,我的心脏病由于服用了大量的中药、西药慢慢好了一些。到了2012年3月,我女儿让我做一次身体全面检查,检查后医生告诉我心脏属缓慢型心率不齐,需考虑上起搏器,同时又发现**右肺上腔静脉旁有一块阴**

李广欣博士解读

>> **右肺上腔静脉旁有一块阴影**

这里所说的"阴影",其实就是一种占位性病变,也就是说,本来不该有东西的地方,长出了东西。这个"阴影"可以是炎症,也可以是肿瘤,如果是肿瘤的话,既可以是良性肿瘤,也可以是恶性肿瘤。如果是肿瘤,最好的明确诊断的方法就是穿刺活检。而这个"阴影"长的位置很不好,因为长到了"上腔静脉"的旁边,这根静脉是胸腔里最大的一根静脉血管,一旦在穿刺肿瘤组织时扎破了这根血管,那后果将是灾难性的,因为患者会在短影，约 28mm×19mm，医生让我引起重视，一定要抓紧确诊。后来为确诊这一问题，我先后跑了几家医院做检查，因肿块是在右肺上腔静脉旁，无法进行穿刺诊断，因此找了几个肿瘤科主任，他们都没轻易下结论，最后我又到全国知名的 A 医院做 PET-CT 全身检查，然后把检查结果给该院的影像专家看，才被确诊为**周围型肺癌**，当时就让入院治疗，就这样我在 2012 年 6 月住进了 A 医院。

A 医院住院期间又做了各种检查，特别是心脏做了专项治疗。经过 20 多天的治疗，医生认为我的心脏暂时不需要上起搏器，至于肺部手术时可考虑用临时起搏器来协助手术完成。做手术要到胸外科，因心脏的多种问题，胸外科专家**不接收我进行手术**，专家把这一问题反馈给我后，我又及时找到心内科主任，心内科主任让我的管床医生和我一同再找一下胸外科的主任。第二天吃过早饭，我同管床医生还有家属共三人一同去胸外科刘主任的诊室门前等候，大约 3 小时后刘主任才看完门诊，我们进入诊室后，我把我的病历和片子一同递给他看，他先看胸片后，就一口答应可以给予手术，而后又看了心脏检查结果，改口说这个不行，因为你有室性早搏，不能注射麻醉剂，你的手术无法进行。我一看这情景也没什么好说的了，管床医生当时看这情况也说算了吧，出院后再找找专家，也可到肿瘤医院去看看，当时我心想 A 医院都不给看，我还能上哪里去啊，那时我真是走投无路，叫天天不应，叫地地无门，心想我就这样没救了，那就只好回家吧。

在 A 医院整整住了 28 天后办理了出院手续，回到了北京女儿的家，回到家里白天有人说说笑

时间内因大量失血而休克死亡。所以这个部位的肿瘤，很不容易穿刺获得病理组织。

▶▶ **周围型肺癌** 这是根据肿瘤生长的位置来划分肺癌类型的一种方法。简单而言，如果肿瘤生长在肺脏的外周区域，就被称为"周围型肺癌"，而如果生长在中央区域，则称为"中心型肺癌"。这两种肺癌在肿瘤的病理类型、肿瘤获取病理组织的方式、肿瘤手术切除的难易程度等，均有所不同。

▶▶ **不接收我进行手术** 这名患者有严重的心脏病史，很可能无法耐受手术麻醉，所以无法进行外科手术；同时，患者的肿块长在胸腔大血管的旁边，各种微创治疗在治疗肿瘤时很可能影响到血管，引起大血管的破裂出血，一旦发生，将是致命性的。这也是治疗这名患者的难点所在。

笑，做做家务还好过，一到夜晚睡觉的时候总是思绪万千，翻来覆去在床上睡不着，有时吃过晚饭后和老伴散步就走到公园无人处，想想自己的病总是泪流满面，有时还会痛哭一场，就这样一天天过去了，3个多月时间，我的一头黑发一下子变成了白发，人也瘦了许多。在这段时间里女儿带着我找了一些医院的肿瘤科主任，寻找治疗办法。

先是找到B医院肿瘤科的王主任，他说你这种情况不能打麻醉也是个问题，可考虑用微波消融，他接着说如用微波消融的话，你那个肿瘤的位置离静脉太近，恐怕不太合适，最后他想了想把我介绍到C医院去找胡主任，说他是在美国学习过世界先进技术，接着我和女儿一起又去到C医院见到了胡主任，他当时很忙，病人都在排队，到我们进去时已是中午十一点多了，我们向胡主任说明情况后，他将带去的片子认真看了一遍说，你的问题是肿瘤位置对治疗有点难度，不过你愿意在这治疗的话我可以亲自给你做，这是个冷冻技术，温度最低可达到零下三百多度，这也是目前世界上最先进的微创技术，国内使用的没有几家，我听了很高兴愿意在C医院治疗，后来胡主任又一次细致地看了一遍片子说：当前你这个肿块不太合适，位置有点偏上，从后背进针很难扎准，就是扎上了，经过零下三百多度的冷冻我怕冻住静脉血管，怕会有其他问题出现，暂时还不能急着手术。就这样我又一次被拒绝了，这使我更加失望，心情更加沉重。

我对女儿说："女儿呀！你也别为老爸整天东奔西走地到处求医了，你跑了不少路，说了不少好话，求了不少人，最终都因你爸这病有些特殊而无法治疗被拒绝，就此算了吧，熬时间吧！"我女儿看到了我的绝望。安慰我说："老爸不要灰心，更不要着急，一定要振作精神，我明天再到D医院去找肿瘤介入科的陈主任，请他再给想想办法。"第二天我们又到了D医院，陈主任很热情，我们把以上情况向他讲了一遍，他听完后又看了一遍片子，他说："你们先别急，要不这样，我和我们院的胸外科主任商量一下，先在我们院住下来，然后我到E医院去请有关专家来治疗。"

我们就这样定下了，陈主任当场就联系了外科手术专家和心内科起搏器的专家，说好三天后在D医院做手术，当时我心里很高兴，认为这下有救了，当天是星期六，让我周一上午入院，我和女儿就高兴地回家准备入院的衣物，第二天也是星期日的下午，D医院的陈主任打来电话，让我和女儿过去一趟，电话里他没有说什么，我们接电话后就赶紧打车赶到了D医院，见到陈主任，他第一句话就说对不起，昨天说的事，今天我们胸外科主任又变了，不愿接收入院，更不愿接手治疗，我见此情，就说："算了吧，陈主任你也别费心了，我回去哪也不去治了。"我女儿不愿意放弃接着说:"陈主任,这事还是请您再想想办法吧。"

我的第二次生命

原本我已经放弃,但是我女儿的执着精神感动了上天,在最黑暗无助的时候,有光照了进来。陈主任想了想接着说:"不过这事你们千万不要着急,你们先回去,把片子留在这里,我晚上去另外一家医院找黎主任,他是从国外留学回来的,专攻各种癌症放疗治疗方面的技术,让他看看能不能给予治疗。"过了一天陈主任给我女儿打电话说黎主任看片子后同意给我治疗,让我们尽快到医院去找他,我们得到这一消息后万分激动,但又有些后怕,激动的是我终于有治疗的希望了,后怕的是见到黎主任后又因心脏多种疾病而被拒之门外。

我记得很清楚,那天是2012年的9月16日,天气晴朗,我和女儿一大早起来乘车很快赶到了黎主任门诊,我们见到黎主任后我又把以往情况述说了一遍,黎主任听后又把片子细致认真地看一遍,接着黎主任对我说:"老詹你不要担心,也不要害怕,你这病目前能治,请你相信我一定能够治好,再过十多天就是国庆节了,那时放假,你最好今天入院,下午开始**放疗**,争取国庆放假前放疗完成,免得放假前后放疗脱节。"就这样我就幸运地成了黎主任的病人,当天上午我女儿全部办完了入院手续。黎主任中午十二点没有下班一直陪着我去做**放疗定位处理**,接着又安排放疗。为了给我治疗黎主任整整忙了两个多小时,连午饭也没顾上吃,下午我第一个接受放疗。连

▶▶▶ **放疗在肿瘤治疗中的地位** 放疗属于无创治疗方法,由于是通过高能放射线杀灭肿瘤,同时肿瘤的治疗剂量不会对肿瘤旁边的大血管产生明显影响,因此对于这位患者而言,放射治疗是可选择的最佳治疗方式。在肿瘤治疗中,放疗是手术很好的"搭档"和"替代者"。例如,肿瘤很大,手术没办法切除干净,这个时候,在手术前做放疗,让肿瘤缩小后再做手术,成功的概率就会很高;手术之后,发现肿瘤还有残余,那么手术后放疗就是非常必要而且重要的补救方法。另外,如果由于各种原因,无法进行手术,放疗就成为最重要的控制肿瘤的治疗手段。

▶▶▶ **放疗定位处理** "放疗定位"是进行正式放疗前,最重要的准备工作。患者在固定体位的情况下,放疗医生会对患者进行CT模拟定位,目的在于把患者的肿瘤影像扫描到专门的"计划系统"里,医生在这个计划系统上把肿瘤的位置"勾画"出来,同时也要把肿瘤周围需要保护的正常组织也一并勾勒出来。放疗科的医师会在这个基础上制订放疗计划,既保证肿瘤部位接受足够高的能量照射,同时又要保证肿瘤周围组织不超过限定的

续放疗了十天，前三天没有什么感觉，第四天嗓子里有很多痰向外吐，吃饭也不香，闻到菜里的油味就想吐。

后来，黎主任又安排我的管床医生给我做雾化治疗，9月28日我放疗完毕，办理了出院手续，当时检查各项指标都很正常，就是**白细胞有些偏低**，黎主任对我讲这没什么，这是放疗时白细胞受到了杀伤，带药回家吃，3个月后再来院做一次复查，就这样使我半年来的沉重心情一下子给解脱了。

过了3个月，我回医院做复查，检查结果各项指标正常，当时我的心里有无限的喜悦和兴奋，经黎主任精心治疗我获得了新生。几年来，我先是3个月复查一次，后来改为半年一次复查，再后来是一年一次复查，至2018年已有六个年头了，我现在身体很好，每天可以做点家务，有时抽空和家人一块外出玩几天，现在不但我很开心，全家人都很快乐。

这几年我去复查时，每次黎主任见到我时都亲切地对我说："老詹，你肺上的问题基本没事了，你的心脏问题你还要当心治疗，千万要注意身体，不要感冒，在家多做点适量运动，增强体质，随时也要用一些增强免疫力的药物。"几年来，我一直按照黎主任的嘱咐，不断地坚持适量运动和药物治疗，有时遇到一些问题还不断地去咨询黎主任，而每次黎主任都把我当亲人，有问必答，每次都有说不完的话，我想说，这样的好医生才真正是广大患者的知心朋友和贴心人，也是我们这些癌症患者的坚强柱石，更是给予我们第二次生命和获得新生的救命恩人。

剂量，只有这样才能保证既治疗了疾病，又最大限度地控制副作用的产生。放疗计划确定后，这个计划会传输到控制放疗机器的电脑上，按照预先制订好的计划来控制机器的运转，完成对患者的治疗。

>>> **白细胞有些偏低** 放射治疗的一个常见的副作用就是对血细胞的抑制。这是由于在放疗的过程中，放疗照射野里的血液是处于不断流动的状态的，这样，血液里的血细胞就会受到射线的照射，从而导致血细胞数量的减少。人体血细胞由白细胞、红细胞和血小板组成，这三者中，放射线对白细胞和血小板的影响最先表现出来，而对红细胞的影响则会滞后一段时间。所以，在进行放疗的过程中，每周都要进行血常规检查，了解血细胞的数量情况，如果过低，一定要采取相应的处理，否则会导致各种微生物的感染及自发出血的风险。放疗结束后，随着射线对血细胞影响的去除，血细胞指标会逐渐恢复正常。

黎功教授点评

1. 由于都是我亲手治疗成功的患者，所以患者对我的溢美之词完全可以理解，但是我是一位普通的医生，绝没有那么神，谢谢患者对我的认可和表扬。我对治疗有把握的患者，会说"可能"效果比较好，或是"有可能"比较好，不可夸大其词。

2. 肿瘤需要多学科联合诊疗（multiple disciplinary team，MDT），MDT在欧美等西方国家已经成为肿瘤治疗的标准模式，而在我国还没有完全推广开。肿瘤治疗涉及的每一个专业都有优势，同时也兼有劣势。

3. 肺癌局部治疗包括：手术，放疗，热消融（微波消融或射频消融），冷消融（氩氦刀），血管介入治疗等。手术和血管介入治疗对心脏功能要求较高，患者由于心脏功能差而不能承受这两项治疗；而热消融和冷消融要求肿瘤要远离大血管否则会导致血管破裂而不能进行。放射治疗是无创伤治疗，对心脏功能要求不高，而且也不会损伤大血管，所以患者得以进行放射治疗并取得了较好的疗效。

4. 当医生不能只是知道自己专业范围内的知识，也应该了解其他专业的发展，患者奔走多家权威医院遭拒，并因此认为自己无法治疗，主要的原因还是就诊专家的知识面太窄，没能与时俱进，值得反思，也同时更证明需要多学科诊治，在自己本专业很难做到的在其他专业反而很容易做到。

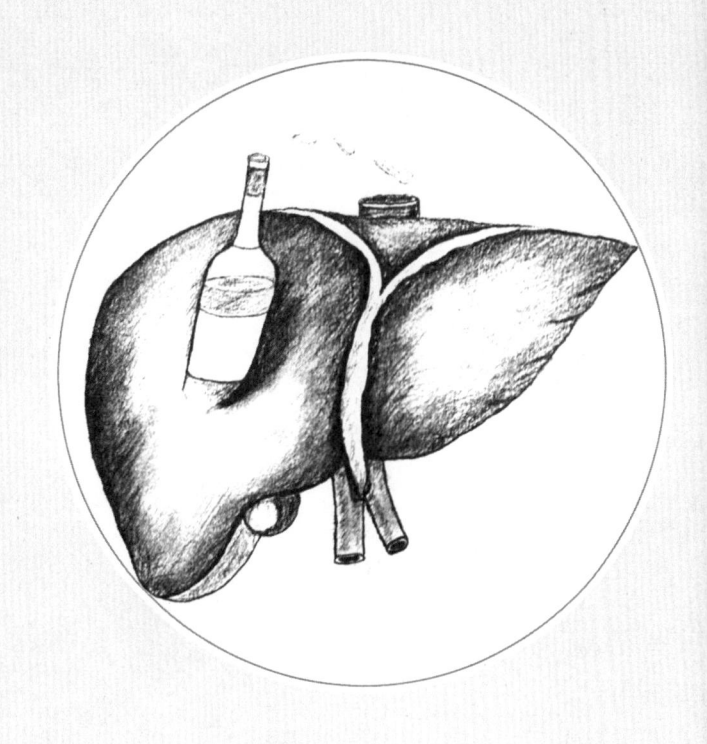

肝癌篇

记人生一次"中大奖"

坦 然

> 回顾这些年的治疗经历，总是觉得我很幸运，发现病症早，找对了医生，遇到了温文儒雅知名专家，科学用药，视病情随机应对。

我今年（注：指2018年）68岁了，按照世俗的标准，我是个老头子，不过，我认为我是个与时俱进的人，在我心里是一个"小鲜肉"，如果你能在网上遇到我，你会发现一个叫"坦然"的网友，没错，那就是我，"坦然"这个词非常平凡，但以我不长的六十几年的人生经验来说，我觉得那就是生活的真谛所在。

2015年10月的时候，一件事情让我完全"不坦然"了。那个时候我本来是陪着家人做检查，我呢，想医院来都来了，顺道也做一个 **B超** 吧，高兴的是家人的检查一切正常，我却有意外"收获"，人生以来第一次"中大奖"：肝脏上有一个瘤子。电视上看过这样类似的事儿，说一个男经纪人陪着女明星去检查乳腺，没想到这个男人自己查出了乳腺癌。我心里五味杂陈，我一直认为身体很健康，**也许只是虚惊一场**，担忧的是，如果真

李广欣博士解读

》》 **B超**　超声检查是临床常用的检查方法，将超声波照射到人体组织器官后的反射波经图像化处理，观察人体各部位组织、器官形态是否正常的临床检查手段。其中B型超声（简称B超）应用最为广泛，它的图形直观清晰，容易发现较小病变，对于肝、胆、胰、脾、肾脏、膀胱及妇科器官的多种病变能及时获得早期诊断。因此，对于腹腔、妇科器官B超检查是常用的检查手段。虽然B超是肿瘤常用的筛查方法，但是由于B超所显示的肿瘤影像只能由B超医生在探头下看到，再通过文字描述到超声报告中呈现给大家，所以B超医生水平的高低，直接影响到疾病的诊断。而CT、MRI等影像检查则不同，这些影像拍成照片后，所有人都能看到肿瘤的影像和特点。因此，在行B超进行筛查后，如果发现异常，通常会追加CT或MRI的检查。

》》 **也许只是虚惊一场**　很多恶性肿瘤患者在刚得知自己"身患癌症"时，往往会表现出一种怀疑、否定的态度，认为可能是医院误诊。随着时间的推移，患者常常会表现出焦虑、烦躁，出现明显的情绪波动。再经过一段时间，患者才会逐渐接受现实，情绪趋于平静，并主动配合治疗。这位老人在确诊的初期，就能表现出超乎寻常的"冷静"，确实不易。在得知自己得了肿瘤后，能以一种"既来之，则安之"

的是癌症，那该怎么治？

是"虚惊一场"吗？要回答这个问题，就需要做进一步的检查，这个检查叫作**增强CT**，CT大伙儿都熟悉，就是躺在一个床上，做身体的扫描，这样机器可以呈现身体的各个器官，方便医生诊治。增强CT呢，则是在普通CT的基础上，给我身体里**注射了一些药物**，这样一切部位，尤其是肿瘤，就会在图像上看得更清楚。没错，是一个肿瘤，这个"大奖"算是尘埃落定，归我所有了。肿瘤长在右肝上，而且出现了癌栓，癌栓长在了下腔静脉上，一条通往心脏的大血管上，癌栓沿着下腔静脉进入了心脏，这种情况下是没法手术的。不但无法手术，而且听医生说这种情况下也不能采取消融这种治疗肝癌常用的方法，而且容易出现肺部转移。那么接下来怎么样治疗呢？

"伽马刀？"当医生告诉我这就是治疗方案的时候，我心里犯嘀咕，"这是什么东西？"我的主治医师黎主任慢慢地给我解释，原来，这个听起来既洋气又陌生的设备，和CT机的大小差不多，是治疗一些癌症的常用方式，就是用放射线——γ射线来摧毁我肝脏上的肿瘤，它受到γ射线的照射之后，会出现萎缩坏死。虽然它被叫作"刀"，但是不需要开刀，就是因为放射线可以轻松穿透人体。

20次的放射治疗很快结束，虽然看起来很多，实际上非常快速，每天需要在设备上躺着半小时就完成治疗。在做放射治疗的时候，每天打**胸腺五肽**（胸腺喷丁）一次，放疗结束后，复查肿瘤已经开始萎缩，这是好的迹象，先稍稍缓口气。

我就回到了山东老家，根据医生嘱咐，我每

的态度积极应对，不失为一种正确的心态。

>> **增强CT与普通CT的异同**　CT即电子计算机断层扫描（computed tomography），它是利用X线对人体某部位进行断层扫描，获得人体该部位断层图像进而观察有没有组织、器官结构异常的检查方法。CT是肿瘤临床检查的重要手段，根据是否注射增强剂，分为平扫检查和增强检查。大多数情况下，CT增强扫描有助于良、恶性肿瘤的鉴别，因此更推荐用于肿瘤患者的常规检查。

>> **注射了一些药物**　这种药物被称为造影剂或对比剂，其注射入人体后，可以使血管清晰显影。恶性肿瘤在大多数情况下属于富血供，同时不同时间段造影剂所显示的肿瘤特点不同，因此打入造影剂后扫描肿瘤的图像对于肿瘤的显示及肿瘤良、恶性的判断具有重要作用。

>> **胸腺五肽**　是由五种氨基酸构成的多肽化合物，用于改善恶性肿瘤患者因放化疗而导致的免疫功能低下。胸腺五肽的主要作用是诱导免疫细胞中的T细胞的分化，促进T细胞的成熟，增强巨噬细胞的吞噬功能。这些免疫细胞对于攻击肿瘤细胞，均具有作用。

天都注射胸腺五肽，并服用 **E7080** 药物。直到临近春节，一波刚平，一波又起，我抽血化验了一下，发现肝功能有异常，**转氨酶**升高，于是大年初二，春节气氛正浓，我就住进了当地医院输液，吃药降转氨酶。更吓人的是，又过了半个月，不知道什么原因，一天早晨四点钟，突然嘴里大量出血，急忙到当地医院急救住院，注射止血针，输了两袋血浆，治疗13天才勉强把出血止住。

这样我又转到济南一家医院，全面检查后，调理了几天后又做了**胃镜**检查。发现**胃底稍有静脉曲张**和出血点，就一次性进行了**硬化手术**，半个月后出院。过了一段时间后咨询黎主任，把原来的 E7080 换成了**来那度胺**，这时我又去北京找黎主任复查，高兴的是，检查后发现肿瘤开始消失，但出现了脚肿、脚凉症状。黎主任给我的处方建议是注射胸腺五肽并加**低分子肝素**针剂。

半年后，我准备进行复查，计划做的任何检查都像是悬着石头，检查结果让我马上

>>> **E7080** 该药物又称仑伐替尼，是一种多靶点的分子靶向药物，它的主要作用是抑制肿瘤的增殖（相当于减少肿瘤细胞的数量）、抑制肿瘤血管的生成（相当于切断肿瘤组织的营养供应）。该药物在甲状腺癌中已显示出较好疗效，近年来，临床试验结果显示，在原发性肝细胞癌治疗领域，该药物同样具有很好的治疗效果。大型Ⅲ期临床试验结果显示 E7080 的有效率是索拉非尼的 2～3 倍，已被美国食品药品监督管理局（FDA）和中国国家食品药品监督管理总局（CFDA）批准为晚期肝癌的一线临床用药。

>>> **转氨酶** 指的是肝功能抽血检查中的谷丙转氨酶、谷草转氨酶，这两个指标反应的是近期内肝细胞损伤的情况。通常情况下，健康人群的肝脏在受到某种刺激后（如醉酒），该指标也有可能一过性升高。有一点需要指出，评价肝脏功能的指标不只是转氨酶，更重要的是要通过 Child-Pugh 分级系统进行评分，最终确定肝脏功能情况。

>>> **胃镜** 是检查胃部器质性疾病的重要手段，可以在直视的状态下观察食管、胃、十二指肠黏膜的情况，明确有无糜烂、溃疡、出血、肿物及静脉曲张，同时还可以在胃镜下进行肿物的活检、切除，出血点的止血，曲张静脉的硬化、套扎等治疗。

>>> **胃底稍有静脉曲张** 由于目前绝大多数肝癌都发生在肝硬化的基础上，因此很多肝癌患者都有肝硬化的并发症存在。食管-胃底静脉曲张在患肝硬化后十分常见，也是非常严重的并发症。如果曲张静脉一旦破裂出血，患者即有出血性休克的风险，严重者可危及生命。因此，对于有食管-胃底静脉曲张的肝癌患者，饮食一定要引起高度重视，吃软食，避免辛辣刺激、过酸、过甜食物的摄入。

>>> **硬化手术** 是治疗食管-胃底静脉曲张的一种重要方法，在胃镜直视下，将硬化剂注入曲张的血管，以便达到封闭血管，起到消除出血风险的目的。

>>> **来那度胺** 属于免疫调节药物，可以抑制肿瘤滋养血管形成，刺激 T 淋巴细胞产生，同时具有直接抗肿瘤作用。研究显示来那度胺对肝癌有治疗作用。

>>> **低分子肝素** 是一种抗凝药物，使用该药物，

把这些石头放下了——肝肿瘤基本消失，甲胎蛋白（AFP）也正常了。

　　这时候我的饭量较少，处于一个厌食的状态。黎主任停掉了来那度胺，建议吃点中药，这时我思想的大包袱就一下子拿掉了，心情豁然开朗。回家后就找当地一个很好的中医大夫开始调理，总的就是扶正祛邪，使身体强壮，吃了段时间中药，效果很好，身体开始感觉有劲了，精神也见好，于是我就慢慢地开始步行锻炼。

　　2017年3月，我再复查，长舒一口气，肝肿瘤彻底"搬走"了。甲胎蛋白正常，但**白细胞、红细胞、血小板**还低，因为复查CT显示肿瘤并没有完全消失，但是不能确定肿瘤是不是全部坏死，因此肿瘤二科的杨医生又亲自为我做了一次介入手术，介入手术显示肿瘤已经没有活性，只是一个死"疙瘩"了，就好比受伤后留了个疤一样。回家后精神、体力明显好转，目前，我每天服用一片**恩替卡韦**，坚持**中药调理**，视具体情况进行锻炼，有时步行，有时骑自行车，坚持半小时到一小时。其他时间在家练字、画画，自得其乐。

　　每当有病情咨询黎主任，不论节假日，有求必应，减轻了患者的许多痛苦，其医德之高，令人赞颂。举贤无忌，推荐中医。黎主任建议用中医调理的方案，使我受益匪浅，当地中医不但能根据我的体质用药，还指导养生常识，合理膳食，禁忌寒凉及不宜食品，使我逐步走向健康，并亲身体会到西医治病伟大，中医调理神奇的科学互补。

可以降低血栓形成的风险。如果肝癌患者有门静脉或下腔静脉癌栓的形成，该药物可以减缓栓子进一步发展的速度。

>>> **白细胞、红细胞、血小板**
这三项指标是血常规检查中的三类基础指标，其中白细胞反映的是机体抵抗外界异物侵袭人体能力以及是否有异物入侵的监测指标；红细胞反映了机体运输氧气、二氧化碳的能力；血小板则与机体的凝血功能密切相关。由于常规的放、化疗对这些指标均有影响，因此在进行完抗肿瘤治疗后的一段时间内，要对血常规进行定期监测，如果明显偏低，要通过医疗手段进行干预，以防止相应指标过低造成对身体的潜在危害。

>>> **恩替卡韦**　是常见的控制乙型肝炎的药物，用于乙肝病毒复制活跃、转氨酶持续升高或肝脏组织显示有活动性病变的乙肝治疗。肝癌患者由于常常合并有乙型肝炎，因此该药物也是肝癌患者经常使用的药物之一。

>>> **中药调理**　中医药在肝癌治疗中具有独特作用，建议患者在抗肿瘤治疗的恢复期使用，使用的目标应定位在扶正固本、改善身体一般状况上，不建议通过中医药进行抗肿瘤治疗。

黎功教授点评

1. 肝癌并发下腔静脉癌栓是肝癌非常严重的表现，而且非常非常难以治疗，是手术治疗的禁区，即使能够手术切除，也常常于手术后不久出现转移。

2. 下腔静脉癌栓采用放射治疗的方法，是一种积极的尝试和创新，病人的效果好，损伤小，获得了成功，肝癌治疗一直在进步中。

3. 靶向药物 E7080（曾称乐伐替尼，现在统一改称为仑伐替尼）是目前为止肝癌最好的靶向药物，给"坦然"使用 E7080 是在 2015 年年末，获得了很好的疗效，欣慰的是此药在 2018 年 9 月 5 日获得国家食品药品监督管理总局批准用于晚期肝癌一线用药。

十年肝癌路

匿　名

> 不是说最贵的就是最好的，任何的治疗措施都有其适用的条件，在德才兼备的医生那里，有时仅仅凭靠几次放疗，就让一个被宣判为几个月生命的肝癌患者，成功地达到"临床治愈"。

有人把肝癌称之为癌中之王，这点所言非虚，一般被确诊为肝癌晚期的人，只有几个月到一年的生命。治疗肝癌与治疗措施有着紧密的联系，若拿捏不准，可能会导致病情爆发性进展。下面就讲述我的故事，十年是很漫长的时间，占了人生的1/8～1/7，要想说尽这治疗路上的苦辣酸甜，即便是一本书，也未尝能说完。我试着用这个不多的篇幅，给各位讲述。

2007年的一天，我被诊断为**原发性肝癌**。**这个消息宛如晴天霹雳，脑子里瞬间空空荡荡**。因为我觉得自己的身体一直很健康，完全不会想到得这么大的病。儿子也申请转业，回到老家来照顾我。

十年前：疑似"肝癌"的"血管瘤"

起因是这样，有一次喝完酒后，突然间晕倒了，然后过了几分钟又苏醒了，家人考虑到我身体健康出现了问题，因此准备去市人民医院做一次体检。

李广欣博士解读

>>> **原发性肝癌**　指原发于肝脏的恶性肿瘤（与转移性肝癌相区别），根据病理类型可以分为肝细胞癌、胆管细胞癌和混合型肝癌（既有肝细胞癌的成分，也有胆管细胞癌的成分）。在这三种类型中，肝细胞癌比例最高，我们通常所说的肝癌，大多指的是原发性肝细胞癌。不同病理类型的肝癌，它们的生物学行为、恶性程度、治疗方法、预后均有所不同。

>>> **这个消息宛如晴天霹雳，脑子里瞬间空空荡荡**　在绝大多人的观念里，"癌症"往往是"不治之症"的代名词，许多人都会谈癌色变。其实，医学发展到今天，随着新技术、新理论、新药物的出现，许多癌症已经不再是不可治愈的绝症，不仅仅是早期癌症可以达到临床意义上的治愈（如果经过治疗后，5年以上肿瘤不再复发，我们就可以认为是治愈），很多中期甚至晚期的患者也成功活过了五年，更有很多病友可以长期带瘤生存。因此，肿瘤仅仅是一种"慢性

家人把我送到了市人民医院做一个全身的检查，在检查的过程中发现肝部应该出现了问题，医生又让我做了一次增强CT，在诊断书上写上了"**肝占位**"。后来才知道，那"肝占位"三个字，是指肝癌。一开始我并不知晓这个诊断，儿子听到我患的是肝癌后，整个人都崩溃了，一开始骗我说"你肝上长了一个**血管瘤**，没什么大事"。

那时儿子还对我的病情抱有幻想，希望得的不是肝癌，他联系了另外一家医院，通过检查，专家得出的诊断跟人民医院的诊断一样，还是"肝占位"三个字。尽管如此，我那时对儿子的话深信不疑。

一开始，我患有肝癌的消息儿子也没跟老伴儿说，怕她接受不了，他多方打听，想办法了解哪里有医院能治这样的病，后经朋友介绍，便带我来到北京找到了黎主任。

刚开始的时候，通过初步检查诊断，似乎并不像肝癌，后来黎主任又亲自带我到了另一家医院请专家进行了会诊，说不是肝癌，就是血管瘤，当时我很高兴，儿子也抱住我，呜呜大哭，是高兴的泪水。

这样我们就从北京回到了家中。

相信我：不会只有六个月

从北京回到家里，过了三个星期，儿子突然接到黎主任的电话，让我再次去北京找他，说我父亲的病很少见，他又找其他专家看过我父亲的片子，说最好再到北京复查一下。

就这样，又来到了北京，并做了**磁共振**，三天后得出的结果还是不确定，专家建议我做一次

病"的观点已经被越来越多的人所认可。

>>> **肝占位** 指的是在肝脏发现了肿物，但还没有明确肿物的具体性质。通常情况下，肝脏肿物有良、恶性之分，这些都可以称为"肝占位"。其中，肝脏良性肿瘤最常见的为血管瘤，此外还包括肝硬化结节、局灶性结节样增生、肝囊肿、错构瘤、腺瘤、纤维瘤、脂肪瘤等；恶性肿瘤最常见的为原发性肝癌（包括肝细胞癌、胆管细胞癌、混合性肝癌），此外还包括转移性肝癌、各种肉瘤以及淋巴瘤浸润等。不同类型的肝脏肿瘤，它们各自的CT或MRI增强扫描的特点是不同的，因此增强扫描是初步判断肝脏肿瘤良恶性的最基本方法，但并不是所有肿瘤都可以通过增强扫描就可以鉴别，很多时候，需要通过穿刺活检，明确肿瘤的性质，最终确诊。

>>> **血管瘤** 肝血管瘤是一种常见的肝脏良性肿瘤，通常在体检时被发现，目前认为没有恶变倾向，肝脏血管瘤通常不需要治疗。

>>> **磁共振** 磁共振成像（MRI）检查是目前临床经常采用的一种影像检查方法，对于脑、脊髓、脊柱、骨骼、直肠、甲状腺、肝、胆、胰、脾、肾、生殖系统、软组织、心脏、

肝穿刺，通过穿刺来确定病情。又过了三天，拿到了检查结果，崩溃，因为还是维持了以前的诊断结果"肝癌"。对于能否治疗，专家给我的建议：**手术切除**。生存时间也就是六个月到一年的时间。

儿子便拿着检查结果又找到黎主任，认真听了病情的叙述后，他对儿子说，"如果你相信我，你可以在这里做放疗，我能保证会有好的结果。"我相信黎主任，放疗用的是伽马刀，我总共做了十天，每天放疗一次，时间是十分钟左右，治疗完毕后，黎主任便让我回家休息，三个月后再来**复查**。

就这样过了三个月，来北京复查，效果很好，已经看不到肝上的阴影了，黎主任让我们定期复诊。我当时高兴坏了，因为我又看到了希望，就这样我每年都定期检查，身体一直很好。

八年后：阴影重现

直到2016年检查时，发现肝脏其他部位又有了阴影，便再次到北京找黎主任，通过检查，包括磁共振、穿刺，还是"肝占位"，这次做放疗的设备是**直线加速器**，时间比先前的伽马刀要短很多，总共做了十五天，非常简便，不需要承受开刀的痛苦和风险，就能"隔空"杀死肿瘤，心里觉得这种技术真的很神奇，做完以后，又回到了家中。

血管等部位的疾病有很好的诊断功能。这种检查可以为临床医生提供多个序列、多个角度的图像信息，对于发现早期病变，判断疾病类型等都具有重要价值。

▶▶ **肝穿刺** 肝穿刺活检是肝脏肿瘤确诊的最佳方式。肝脏肿瘤的病理类型多种多样，大体分为了良性肿瘤和恶性肿瘤。常规的影像学检查方法可以对一部分肝脏肿瘤的良、恶性进行区分，但由于肿瘤的表现形式千差万别，一些情况下通过常规影像学检查无法明确肿块的性质，此时肝穿刺活检是最佳确诊方法。

▶▶ **手术切除** 是大多数早期肝癌患者和一部分中期肝癌患者首选的治疗方式，根据治疗方法的不同又分成了肝脏肿瘤的切除和肝脏移植。从理论上讲，肝癌一旦出现了远处转移，则不建议采取手术治疗。

▶▶ **复查** 抗肿瘤治疗后的定期复查十分重要。对于肝癌（本文特指原发性肝细胞癌）而言，肝内转移是最主要的转移方式，此外，肺、骨也是常见的转移部位，所以在定期复查中，肝脏、肺脏、全身骨骼也是检查的重点。同时，由于甲胎蛋白（AFP）既能反映肝癌的治疗疗效，又能预测肿瘤是否复发、转移，因此该项指标也是重要的检查项目。除了上述检查项目，肝功能、凝血、血常规等常规抽血检查，颅脑MRI在必要时也应纳入复查范畴。

▶▶ **直线加速器** 是目前放射治疗中最常用的放疗设备，它所产生的高能X线，可以破坏肿瘤细胞的DNA结构，从而达到杀灭的作用。与伽马刀相比，直线加速器适用的范围更广，对于形态不规则、体积较大的肿瘤，比伽马刀更有优势。

2017年检查的时候，以前的阴影没有了，但其他地方又出现了。这次放疗又有一点不一样，黎主任为我制订了治疗计划和方案，但是，是在我所在地人民医院做的直线加速器治疗，到现在为止已经过去半年多了，我依然精神很好，身体没有其他不适，血液检查指标都很正常。

　　一晃十年了，回想整个治疗经历，不禁感慨万千，如果当初做了手术会怎么样，6个月的时间，60个月我们也不答应啊。在整个治疗过程中，我们庆幸遇到了黎主任和他的团队，是他们给了我第二次生命，也为我们这个家庭带来了幸福和希望。但如果没有遇到他呢，谁能告诉一个陌生的患者，哪个医生是德才兼备的好医生，另外真心觉得现在的治疗技术突飞猛进，放射治疗是一种非常有效的肿瘤治疗手段，尤其像我这样年龄很大不适合手术的病人，这就是我写下自己求医经历的原因。

黎功教授点评

　　1.肝癌容易误诊为肝血管瘤，特别是部分肝癌的影像表现与血管瘤不容易区别，就容易误诊，耽误治疗，这种情况并不少见，所以当医院诊断为"血管瘤"时，应该找另外的医院去复诊确认。

　　2.放射治疗是肝癌有效的方法，放射治疗有多种设备。例如：伽马刀、射波刀、加速器、质子刀、重离子刀等，各种治疗设备之间并不会导致疗效有显著的区别，而放疗医生的技术水平往往决定了疗效的差别。

　　3.由于肝癌往往是由乙肝发展而来，在乙肝没有治愈的情况下，发生在肝脏的肿瘤被消灭掉后，由于肿瘤生长的土壤没有改变，因此还是容易再次发生肝癌，就会第二次、第三次出现新肿瘤。

肝癌八年抗战，我屡败屡战

许吉永

> 不管多么艰苦，多么折腾，只要不放弃，未来的办法一定会比问题多，如果抗癌能够获得胜利，其实也就是这么一点点地坚持下来的。

就这样与"它"耗上了

大家都叫我许老四，从事建筑行业，长年开车全国各地跑，性格豪爽，吃饭不忌口，喝酒、吸烟的习惯也都有。1999年的时候查出有**乙型肝炎**，为此在生活习惯上稍作收敛，使用了些简单的药物，复查转氨酶指标等下降至正常值后，便又开始恢复到以前。

2009年我弟弟诊断为原发性肝癌，在四处奔波给弟弟治病的过程中，算是给我深深地上了一堂课，在北京协和医院、中国医学科学院肿瘤医院、301医院奔走期间，我了解了这个病，也深切认识到这个疾病在治疗中的很多误区。

2010年8月中旬，刚夺走弟弟生命的肝癌开始直接向我挑战了。我一直自誉为胆子大的人，但是当这个病攻向自己时，还是害怕了。我是在赤峰确诊，第二天就来到北京，先后跑了几家医院，最后在A医院做了手术，这次**手术算是很伤元气**，而且做完手术之后就做了第一次介入治疗，不过当初也是以为受这么大罪，以后用用药应该是没

李广欣博士解读

>> **乙型肝炎** 我国是肝癌发病大国，全世界每年新发的肝癌病例中，有一半左右发生在我国。而我国的肝癌患者，有90%是从乙型肝炎发展而来的。由此可见，感染有乙肝病毒的患者是肝癌发生的高危人群。因此，一旦查出自己有乙型肝炎，一定要去肝病专科就诊，进行系统的检查。

>> **为何乙肝患者容易得肝癌** 人体器官和组织在受到损伤后会不断进行修复，修复过程中细胞不断分裂，而分裂过程会出现基因突变，突变累积到一定程度，癌症出现的概率也会增加，乙肝病毒会长期损伤肝细胞，也会带来肝癌发病可能性的提高。

>> **手术算是很伤元气** 根据肝癌发展的严重程度，原发性肝癌一般分为极早期、早期、中期、晚期和终末期。对于极早期、早期和部分中期原发性肝癌患者而言，手术切除是首选的治疗方法。

有什么事情了。至少现在,病人去医院多数医生还是建议切除,切干净了就没有事情了。但问题是怎么才能切除得干净永不复发?

2012年春天,正值欣欣向荣的季节,我肝上的肿瘤也复发了。这下子可是真愁坏了我,不是说切除了就没事了吗,怎么刚受了那么大的罪,才几个月呢,就又复发了。我转了很多家医院,苦求就医良策。但是得到的治疗建议还是切,那还切个没完没了,长了切,切了再长,这日子没有个头,每次开个大口子,病人很伤元气,现在想起来还是心有余悸。

但是也不能不治疗啊,敌人气势汹汹地冲上来了,总是要迎战。生性爱动、爱转悠的我在偶然之间转悠到了肿瘤科,便进去想要研究研究,就是这么偶然地碰到了黎主任,我的救命恩人。

我见过很多的医生,但是黎主任给我最深的印象是很和蔼、很诚恳,给我说什么都是有把握地说,不像是有些医生给出建议那么含糊。当时见到黎主任的时候肝部的肿瘤病灶已经3.8厘米了,黎主任亲自给我使用伽马刀治疗,一个疗程之后我便回家休息去了。一个月之后,我在医院做了个B超复查,肿瘤病灶缩小到1.7厘米,病灶缩小了一半多,这可把我高兴坏了。看来这个伽马刀是真管用,就开心地开车玩去了。后面我反思这个放疗还是有一定技术水平的,多大的剂量,病人什么年龄、体重都是需要一定经验并进行综合分析。

屡败屡战的拉锯战

2012年3月,我开始进行了第一次伽马刀。效果出奇的好,从此便让我越来越有了信心。不过我那时何曾想到,一切都刚刚开始。

2012年10月,刚刚被伽马刀打压下去的肿瘤**又一次**

换句话说,如果通过全面评估,病人适合做手术,说明肝癌的分期还不晚,有长期控制的可能。另外,随着医学水平的不断发展,目前的很多肝癌治疗药物有效率已经比以前有了很大程度的提升,即使是晚期肝癌患者,仍然可以通过药物治疗,获得长久的生存。

>>> **又一次复发了** 恶性肿瘤治疗的最大难点就在于非常容易出现局部复发和远处转移。原发性肝细胞癌也是如此。这种类型的肿瘤,最容易出现肝脏内部的转移。在治疗过程中,我们经常会遇到这样的情况,当医生努力把一个病灶充分控制住后,在肝脏的其他部位,另一些病灶会悄悄地冒出来。此处患者说的复发病灶在医生看来不是复发,应该是转移。

复发了，这次肿瘤长在了另外一个部位，于是我进行了第二次的伽马刀治疗。另外为了防止复发，12月底还做了一次生物治疗。当时感觉应该做了没有什么坏处，也就做了。

2012年12月，复查发现甲胎蛋白（AFP）又升高了，涨到了多于400ng/ml，后复查发现再次复发，于是我在2013年元月，又做了第三次伽马刀。在8个月之内做了3次伽马刀，当时心里有点犯愁，真是不知道什么时候是个头。当然做伽马刀倒是没有疼痛，感觉不到有什么副作用，治疗是在无声无息中进行，病人只要静静地躺在治疗床上不动就行。

2013年9月，肝部又发现一个肿瘤，于是又做了第二次**肝脏介入治疗**，效果挺好。

2014年3月，肝部又发现了复发肿瘤，开始做**消融治疗**。

2014年8月，肝部再次发现了一个肿瘤，又做了第二次的消融治疗。

2015年3月，复查时感觉影像片子朦胧看不清，在2015年7月发现了一个小点，黎主任说可治可不治疗，于是我在2015年10月、12月连续复查都没有发现大的问题，于是便放松了警惕。改为每隔3个月复查一次。

2016年11月，又一次发现有问题了，在2016年11月做了第三次介入治疗。

2017年11月，在复查时候又一次检查出来肝部肿瘤复发，使用直线加速器进行了放疗。直线加速器治疗相比伽马刀的优点是时间短，我的治疗中，伽马刀治疗需要30分钟，而直线加速器仅需要5分钟。

回顾我的抗癌经历，可真是反复折腾，今天

▶▶▶ **肝脏介入治疗** 介入是原发性肝癌常用的治疗手段，这种治疗方法是通过导管把化疗药物打入肝脏肿瘤内部，同时把供应肿瘤的血管进行"封闭"，达到控制肿瘤的目的。这种方法可多次使用，能够使肝脏肿瘤体积缩小，但一部分病例容易由于肿瘤血管封闭不完全，容易出现局部复发及转移。因此，目前常与其他治疗方法联合使用。

▶▶▶ **消融治疗** 射频消融属于肝癌的局部治疗方法。这种治疗是通过把消融针穿入肝脏肿瘤内，经高温加热的方法把肿瘤毁损，达到治疗肿瘤的目的。对于体积较小，位置合适的肝脏恶性肿瘤，射频消融具有较好的治疗效果。

刚把左肝的肿瘤给干掉，结果第二天右肝上肿瘤又长起来了。我能坚持到现在很大一个原因是心态，我经常跟人说，得了这个病很多人就是几个月，我原本以为能争取三四年，现在（注：指2018年）已经有八年了，我算是赚了。现在的医学手段这么发达，还有黎主任这样的专家，这个病的治疗我自己有信心。

回望与感悟

患肝癌这种病，病人都是彷徨无助，不知道跑多少家医院，对每一种治疗措施不断产生希望，又不断失望。但这条路没有其他的办法，也就得这么一步步地走下去。

我在治疗过程中没有使用其他的治疗措施，唯一批准的那个**索拉非尼**，没有用过。听说**PD-1抗体新药**效果不错，但是当时中国没有批准用于临床，以后倒是想试试PD-1这个药物。

经过这么八年的折腾，我的精神一直很好，体重不减，正常饮食都不影响。几乎每一次治疗之后一周左右我就开车工作了，正常时候一口气跑400公里，1000公里以内开车往返，没有问题。

在2012～2013年，我在另外一家医院看中医，吃了点中药，感觉对身体有些恢复，但究竟用处多大我心里说不清楚。在2013年底有人介绍换肝，说这样可以保证5年之内的生存率在70%，当时还是没有换，心想这就跟一个轮胎一样，如果还能打上补丁可以用，就再跑2万公里看看，现在想起来是明智的，如果换肝之后，很多治疗就不能用了，比如现在的免疫治疗药物PD-1抗体。

>>> **索拉非尼** 是第一个被批准用于原发性肝细胞癌治疗的分子靶向药物，它既可以阻断促进肿瘤增殖的靶点，又可以阻断促进肿瘤供血血管生成的靶点，所以属于多靶点的分子靶向药。这个药物从开始使用至今已有十年之久，一直被认为是最主要的肝癌靶向药物。目前，一些新的肝癌靶向药物也已经被证实在肝癌治疗中有效，如瑞格非尼、仑伐替尼、卡博替尼等，除了瑞格非尼已经被批准用于肝癌治疗以外，仑伐替尼也已经被批准用于肝癌的治疗。

>>> **PD-1抗体新药** PD-1抗体是一类免疫治疗药物，这类药物目前在肿瘤治疗领域研究热度极高，因为它在多种肿瘤中，都显示出非常好的治疗效果。这类药物在肿瘤治疗中的主要作用机制在于，它可以打破我们身体中免疫细胞与肿瘤细胞之间和平共处的固有联系，使得免疫细胞能够顺利识别肿瘤细胞，并对它们进行杀伤，从而大大提高免疫细胞杀灭肿瘤的能力，从而起到治疗恶性肿瘤的作用。目前，PD-1抗体中的"O药"和"K药"已经在临床开展了大量肝癌临床实验。2017年美国FDA批准"O药"用于肝癌的二线治疗。

有时候回忆起来，我得这个病，一部分是肝炎病毒的原因，还有一个可能是不忌口，喜欢喝酒，想吃什么就吃什么。熬夜，不习惯晚上 12 点前睡觉。现在酒不喝了，也把烟给戒了。但我感觉患病的原因其实说不清楚，可能都有影响。

我想我之所以能够坚持到现在，可能最重要的一个原因就是我没有放弃，我身边有鼓励我、支持我的亲人，有黎主任这样一个性格很好的专家，遇上这样的专家真是我们病人的幸运。

黎功教授点评

1. 放射治疗对肝癌确实是一种有效的治疗方法，许多患者及家属不知道放疗对肝癌是非常有效的方法，而且在肿瘤比较小的情况下是可以用放疗达到治愈的目的。不仅患者不了解，其实许多医生也不知道放疗对肝癌是一种非常有效的治疗手段；过去由于放疗技术落后，肝癌的放疗效果不好，现在放疗技术迅猛发展，三维立体定向放疗技术的发展，涌现了一批新的放疗设备，放疗进入了"精准放疗"的时代，像伽马刀、赛博刀、质子刀、Tomo 等技术的出现，使得肝癌放疗的疗效大幅度提高。

2. 肝癌治疗需要多种方法的联合，而且是有机的联合不是随意的相加，这里面医生的经验和技术非常重要，更需要多学科专家团队提出一整套治疗方案而不是随随便便的加法。

3. 患者的心理素质和心态对治疗效果影响很大，屡败屡战的"许将军"最终治疗效果比较好的另外一个原因与他坚强的意志有关。

肝癌七年坎坷路：阳光总在风雨后

王振春

> 正所谓绝处逢生，得了绝症的人就像生长在悬崖峭壁上的小草和小树，只要有生命，你就要有不屈的精神，只要精神不垮，生命就不会停止。

我在2010年10月的时候被确诊为**原发性肝细胞癌**，从那一天起，我的生活和事业发生了翻天覆地的变化，也就是从那一天开始，我走上了与人们认为可以给任何人宣判死刑的可恶的病魔展开斗争的漫长道路。

被确诊为肝癌的那一时刻，我想了好多好多，也曾经恐惧过，但更主要地想到的是，自己曾经豪情壮志，所有的希望和梦想统统化为乌有，想到自己的家庭，想到自己的妻子和儿子，想到自己的一切都将结束，剩下的只有面对死亡和恐惧，想到剩下有限的时间该如何度过，如何安排自己的后事。但经过思前想后，关键是如何选择，是放弃治疗，安排后事，还是继续治疗竭力延长寿命，为安排后事争取更多的时间。如放弃治疗，不至于给家人留下太多债务，到头来自己还是该走就走，治疗也没有太多的价值。如继续治疗自己受罪不说，治疗的费用也是一个无底洞。最后，还是我的妻子给了我继续治疗的勇气和决心，哪怕是延长一天的寿命，只要有一线希望，只要有一分钱也要治疗。在当时看来根本不可能治好，

李广欣博士解读

>>> **原发性肝细胞癌** 从广义上讲，只要是肝脏上长了癌症，都可以称为"肝癌"，但这里面存在着很多差别。首先，如果是从肝脏上长出来的，称为"原发性肝癌"，如果是从别的地方跑过来的，称为"转移性肝癌（也称为肝转移癌）"。

顶多活两年就不错了。后来，我也就开始了漫长的求医之路，开始了与病魔长期而艰苦的斗争历程。

我是如何治疗的

说起治疗，就要找相对专业和自己比较熟悉的、当地人们比较公认的专家来诊断和治疗，第一次手术找的是著名的肝胆外科专家孙主任，他看了之后，说**肿瘤有三四厘米大小**，无大碍，小手术，2010年10月做了第一次**射频治疗**。三个月后复发，第二次是在县人民医院，还是由孙主任行射频治疗。到2011年三四月份又复发，第三次在北京做了介入加射频治疗。在2011年年末，又在县人民医院做了第四次介入加射频治疗。

到2012年上半年，发现**下腔静脉癌栓形成**。经孙主任介绍，找到了黎主任，于2012年下半年做下腔静脉癌栓放疗。到2013年四五月份，发现了**肺部多发转移**，医生诊断后，当时的病灶都不是很大，但转移灶的点太多，没有更好的办法治疗，考虑到肝功能不好，化疗的效果也不好，只能采取保守治疗，推荐我采用当时他认为可能有效的中草药治疗。用了三个疗程的中医药，效果仍不明显。

这样到了2013年年底，黎主任听说有一个临床实验药**阿可拉定**，又介绍我去某大医院入组临床实验，后又几经

>>> **肿瘤有三四厘米大小** 每种恶性肿瘤，都会有自己的分期标准，通过肿瘤分期，我们不仅可以了解疾病的严重程度，同时还可以确定出大体的治疗思路。原发性肝细胞癌也是如此，目前在临床上，大多遵循一个叫作"巴塞罗那分期"的肝癌分期标准，依照这个标准，这位患者的分期是在早期，治疗方法主要是针对肿瘤的局部治疗。

>>> **射频治疗** 射频消融属于肝癌的局部治疗方法。这种治疗是通过把消融针穿入肝脏肿瘤内，经高温加热的方法把肿瘤毁损，也就是俗话所说的把肿瘤"烧死"达到治疗肿瘤的目的。对于体积较小、位置合适的肝脏恶性肿瘤，射频消融具有较好的治疗效果。

>>> **下腔静脉癌栓形成** 原发性肝细胞癌的患者，非常容易出现门静脉癌栓或下腔静脉癌栓形成，一旦出现，说明肿瘤发展已经到了"晚期"，很容易出现远处转移。目前临床对于癌栓的治疗，除手术以外，放疗也是一种重要方法。

>>> **肺部多发转移** 原发性肝细胞癌除了容易出现肝脏内转移以外，另一个很容易出现转移的部位就是肺脏。所以，对于肝癌患者，要经常进行胸部CT的检查，监测肿瘤有没有肺部的转移。一旦出现，就应该及时地进行全身性的治疗。这种全身性的治疗，目前主要包括靶向治疗和免疫检查点抑制剂（如常见的PD-1抑制剂）的治疗。

>>> **阿可拉定** 是从一种中药材淫羊藿中提取的活性药物单体，在前期的研究中发现对于治疗原发性肝癌具有一定的优势。目前，这种药物正在全国开展Ⅲ期临床试验，评估药物疗效。

周折，终于在 2013 年年底入组实验。也该我幸运，用了一两个月的药后，在别人身上几乎没有效果的实验药在我的身上见了奇效，我肺部的大部分病灶奇迹般地缩小和消失了。到后来只剩下一个原先比较大的一个病灶，还有一小点残留。这一小点残留病灶到 2014 年年末可能是耐药，又开始活跃和增长。经黎主任诊断权衡后，为了取得更满意的疗效和为后续治疗提供病理和基因检测样本，引荐我去另外一家医院做肺部射频治疗，但医院实验工作小组不同意做，说如果擅自做了其他治疗，将停止使用实验药，终因考虑实验药物对我来说可能有效，盲目停止用药会引起癌细胞大面积复发，放弃了做射频治疗。但到后来，该病灶继续生长，实验组认为，病情确实已进展，才同意做其他治疗。

于是在 2016 年年末做了放疗，"消除"了肺部单发病灶。做了之后到目前为止两年多的时间内，没有发现有新的病灶产生，病情基本稳定。现在每月一趟到医院检查、取药，已经服用阿可拉定这种临床试验药物 5 年了。

我 的 体 会

总结自己这近 8 周年的治病历程，风风雨雨，坎坎坷坷，酸甜苦辣，有以下几点体会：

一是人生无处不精彩。人来到这个世界上不容易，不同的人有不同的人生。不论你从事什么职业，不论你遇到什么困难，都需要坚忍不拔，不屈不挠，顽强地和病魔抗争，正确地面对人生道路上可能遇到的各种风险和挑战，只要精神不垮，信心永存，你就会有不朽的人生，俗话说得好，不经风雨，哪见得到彩虹。在这几年的与病魔斗争的过程中，听到过太多关于人临近死亡，水米不进时，因不甘于就此终结自我，而顽强活过来的奇迹。正因为自己经历了常人不曾经历的苦难，才有了与常人不一样的人生，我感谢病魔给了我创造不一样人生的机会。

二是要相信世界无限美好，相信人间自有真情在。我得病之后，使我更加知道怎样去珍惜生活，去珍惜生活中的每一天，去珍惜自己的亲人、朋友、同事，甚至社会各种人。物以类聚，人以群分，是他们给了我太多的关怀和帮助。没有亲人的关爱，没有友人的帮助，我的生活毫无意义，也不会有我与病魔斗争取得的胜利。我战胜病魔的秘诀和法宝就是他们的帮助和支持，他们给了我精神和物质的强大支撑。我走到今天，我要真诚地感谢所有给予我的重大支持、帮助、关爱的亲人，通过与病魔做斗争我真正体会到在我人生奋斗的道路上从来不是我自己在孤军奋战，我是集体中的重要一员，集体离不开我，我更不可能离开集体。

三是人是社会的人，社会也是人的社会。我走到今天，离不开太平盛世，离不开国家，更离不开医学事业的快速发展。没有强大的国家的快速发展，没有社会的经济扶助，没有医学事业的发展，个人与病魔的斗争就是一句空话。我要感谢国家，感谢社会，感谢为祖国医学事业快速发展做出突出贡献的医学工作者和医护人员。特别感谢给予我无私帮助的孙主任、黎主任和实验组的全体工作人员。

四是要学会快乐地生活。现在太平盛世，生命的质量在于活一天快乐一天，每天生活在郁闷和烦恼之中，哪怕活一万年又有何意义。

五是对病友说一句肺腑之言，要永远相信生命中真的会有奇迹。当你相信生命会有奇迹的时候，奇迹就真的会发生。任何时候，不仅是病，任何事都一样，只要有一线希望，永不放弃，只要你不放弃，生活和生命就永远不会放弃你，当你真正走出来了，你才会发现这也不是什么奇迹，这就是生命的必然，这也是生命和生活应有的逻辑。

六是借此机会也想对极个别医务人员说一句个人的体会。当你在面对你认为可能是绝症的病人时，请遵从你应有的医德，口下留情，不要轻易给病人下定论，判死刑，因为你的定论会对病人和家属带来重大伤害，很多情况下你自以为是的定论会被实践推翻，病人及其亲属会记你一辈子，同时也损害了你所从事的职业的严谨性和神圣性。

祝愿所有病人都早日从病魔的影子中走出来，走向光明，走向阳光，走进灿烂无比的幸福生活。

黎功教授点评

1. 肝癌需要多个学科，多个专业的联合治疗才容易成功。王振春先生之所以成功，就是运用了射频消融、血管介入、放射治疗、新型药物联合治疗的结果。

2. 永远不要放弃，只要有顽强的精神，辅之以科学的治疗才可能出现奇迹，王振春先生从目前来看已经治愈，主要的贡献应该来自于新型临床试验药阿可拉定＋放射治疗。

3. 他在最后建议医生"请遵从你应有的医德，口下留情，不要轻易给病人下定论，判死刑"。估计是在求医过程中遇到过这样的医生说过这样的话，所以我们医生确实应该反思：第一要注意说话技巧，不要把话说绝；第二要不断学习，更新自己的知识，赶上时代的进步。

肝癌十二年，恍如隔世的风雨路

许尔军

李广欣博士解读

>>> **AFP** 是原发性肝癌最常见的肿瘤标志物，大约70%的原发性肝癌患者会有AFP的升高，这位患者查体时B超发现肝脏有小肿物，同时AFP异常升高，所以高度怀疑患者存在原发性肝癌的可能。在这种情况下，需要对肝脏进行非常细致的影像学检查。

> 随着医学的发展，肿瘤已经逐渐地被当作一种慢性疾病，很多病友的生存期可以达到五年，甚至更长，其实超过了五年，就算是临床治愈了。如果诊断为恶性肿瘤，且超过了十年，就可以真正地放下心来，那么这一页可以暂时翻过去，但是我有切身的体会：从最初诊断，到治疗、复查的各个阶段，也会害怕、焦虑、抑郁、彷徨，那么我是怎么样从治疗中走去来并治愈的呢？希望您通过我的故事，可以有所感触。

查出个藏在身体内的"雷"

2006年7月，我出差途经北京，在一个战友组织的宴请上遇见另外两位老战友，他们也是出差到北京，聊天中得知他们第二天要体检，所以当晚都没多喝。聊天中他们建议我也做一个体检。他们走后我想也是，反正北京也不常来，做就做一次吧！于是第二天我就到武警总医院体检中心做了体检。

当天抽了血做了各项化验，做的心电图也显示正常。做彩超时医生说我肝脏表面粗糙，回声大，有一两个血管瘤，最大的约1.2cm×1cm，但是都不大，应该问题不大，因为很多人都有血管瘤。听了她这句话我当时也没在意，等到第三天体检报告出来。我发现化验结果里有一个**AFP**（甲胎蛋白）的指标超出正常值，达到大于300ng/ml，结合B超结果，我当即决定找一个肝脏方面的专家让他给我解读一下我的体检报告。那天，有人给我推荐了一位著名的肝脏移植科主任。第二天正好主任出门诊，我直接挂了他的号。他看了我的体检报告后说让我做一个增强CT，并当场联系了CT室，并告诉我第二天来拿结果。

第二天我去拿CT片子和报告，结果窗口的护士在询问完我之后却不给我，说让家属来取。这时我已意识到了问题可能很严重，我是途经北京，哪有随行家属，无奈我只能找朋友帮忙。正好朋友中午安排了接我的司机，我让他帮我取了报告，那个司机取了报告后直接给了我，我看到报告最底层写了一条：疑是Ca。

我晚上早早就回到宾馆了，回宾馆后睡不着就打开电脑。在百度上输入了Ca一词，这一查吓了我一跳，我才知道Ca居然就是癌的代名词。我彻夜未眠，我在想我可能日子不多了……早晨起来没吃饭直接去了医院。

在病房找到了专家，他看完报告后，又安排肝脏移植科超声室的任医生再次给我做了**加强彩超**。任医生做完后答复："应该就是。"我当时在场，我已感受到了问题的严重性，我强打着精神问："我还有多长时间？"他却笑着对我说："没你想的那么严重，你的这个瘤体很小，而且还没有确定到底是良性还是恶性。"他当时又问了移植科的管床位安排的大夫有没有床位，得知没有床位之后告诉我先回家，把单位和家里的事安排安排准备来住院。

彷徨地面对

我直接回了宾馆，拒绝了朋友的邀请，我躺

▶ **加强彩超** 是超声检查的一种特殊方法，在做B超的同时，患者会被注射一种特殊的造影剂，这种造影剂可以在超声探头下清晰地显示出来。在超声探头对肝脏肿瘤的实时监测下，随着造影剂进入肿瘤及流出肿瘤的时间变化特点，就可以将原发性肝癌与其他良性肿瘤相鉴别。因此，加强彩超是鉴别肝脏肿瘤良、恶性的一种检查方法。

在宾馆的床上开始胡思乱想了，我甚至在短暂的睡眠中梦见了别人在做花圈，我当时的心情真的坏到了极点，我没跟任何人说我的情况，晚上有朋友约我，我没去，我真的没胃口。就这样似睡非睡、似醒非醒，我在宾馆熬了一夜，第二天我到宾馆楼下买了回家的机票之后就退房往机场赶。

我在机场服务区的餐馆要了一碗面，吃面的时候我又改了主意，我先不回家，我还是先到单位吧。因为我真的没想好怎么给我的妻子讲我的体检结果。作为一名军人，我们两地分居，孩子当时刚上初中，我一点儿忙也帮不上，孩子的事本来就够让她操心的了……我在机场直接将机票改签，到了呼和浩特我约了两个好朋友，轻描淡写地说我可能得了重症。如有意外，请关照我的家人，第二天一早我就乘飞机回到了我的工作地海拉尔。

我在单位待了二十多天又回到了家，把单位、家里的事都安排好，我于2006年9月21日飞到了北京，当天住进了移植科，开始做术前准备。我跟妻子简单地说了一声，我要做一个手术。她当时问我用过来陪我吗，我跟她说你在家陪儿子吧！因为当时我家刚从锡林郭勒搬到包头，我们双方都没有亲戚在这里，孩子的照管是个大问题。直到确定好手术时间的前两天，我才再次告诉妻子说手术时间定了，接我电话后三个多小时，妻子打电话说她要来看我，说我第一次做手术，她觉得还是过来好，我得知她已找孩子的老师安排好了孩子的事，我也没再说什么，因为我也想了，万一我上了手术台下不来不让她再见我一面也说不过去。

手术当天的早晨，妻子到达北京，她的一位好友和我外甥去接了她，妻子直接到病房看了我，结果坐了没多久就被科里的医生找去，做术前与家属的谈话。谈了约四十多分钟我见妻子由她好友和我外甥搀扶着进了病房。我知道她已是基本崩溃了，我其实也快崩溃了。

那天手术很顺利。做了两个半小时就完成了，且手术非常成功，术后的病理切片化验是**低分化**恶性肿瘤。

>>> **低分化** 肿瘤细胞通常是由正常细胞"异常变化"而来的。恶性肿瘤的分化程度就是描述这种"异常变化严重程度"的一种表述方法。根据分化程度的不同，恶性肿瘤细胞分为了高分化、中分化、低分化和未分化，其中分化程度越高，说明与正常细胞的差别越小，恶性程度也就越低。低分化，说明这种肿瘤细胞已经几乎不具备正常细胞的形态特点，"异常变化"得比较彻底，也就表示它的恶性程度相对比较高。

术后在重症监护室（ICU）住了48小时后我就回到了病房。十五天后拆线，伤口略有感染，但问题不大。术后两周化验AFP下降至120ng/ml。

防止复发我所走过的路

术后二十天出院，带了一些中药，后来复查，**AFP 正常**，肝功正常，再未见肿物长出。

四年后，那一年工作压力大、劳累、心情不好，结果在复查中发现，AFP又增到了125ng/ml，进一步做增强超声检查，发现两个小肿物，于是我做了**射频消融术和无水酒精肿物内注射**，在肝脏移植科超声室连续做了三次。

在做完第三次射频消融术后。我一直在为防止复发的事儿找方法，有一天我在医院大厅里看到了一个介绍**CIK 细胞疗法**的宣传册，册子上有肿瘤科黎主任的电话，我马上联系，黎主任详细地给我介绍了CIK细胞疗法的作用及疗效。我听后觉得非常适合我，随后我便开始接受由黎主任团队开展的CIK生物细胞治疗，进行了八次CIK细胞疗法，同时加了胸腺五肽注射液、口服乌苯美司、金菌灵、华蟾素（之前在移植科用过槐耳颗粒和恩替卡韦）。

现在，我每年的春秋两次复查、治疗，治疗方法依然是注射胸腺五肽（胸腺法新）、口服乌苯美司、金菌灵。让我庆幸、

>>> **AFP 正常** 　对于在治疗前AFP异常升高的患者，如果治疗后这个指标降到了正常，说明之前的治疗效果是非常明显而且有效的。在后续的定期复查中，一旦这个结果再次升高，往往预示着肿瘤再次复发或出现远处转移。

>>> **射频消融术和无水酒精肿物内注射** 　在很长一段时间内，原发性肝癌全身治疗的手段不多，效果不好，所以在肝癌治疗领域，众多专家学者将关注点放在了肝癌局部治疗中，经过不断的尝试、探索，积累了许多肝癌局部治疗经验。射频消融和无水酒精的肿瘤内注射，就属于肝癌的局部治疗方法。前者是通过把消融针穿入肝脏肿瘤内，经高温加热的方法把肿瘤毁损；后者则是通过穿刺方法，将无水酒精注入肝肿瘤内部，使肿瘤变性坏死。这两种方法，对于体积较小的肝脏恶性肿瘤，具有较好的治疗效果。

>>> **CIK 细胞疗法** 　细胞因子诱导的杀伤细胞（CIK）属于自体细胞免疫疗法。这种治疗方法是将患者本人的外周血单个核细胞在体外用多种细胞因子共同培养一段时间后，获得一组异质细胞，这类细胞具有抗肿瘤活性。这种治疗并不是所有肿瘤患者都适合使用，它针对的主要人群是经过系统规范的抗肿瘤治疗后，体内没有明显肿瘤病灶的这部分患者。所以，在选择适宜人群时，是非常严格且慎重的。这种治疗方法仍处于临床研究阶段。

高兴的是，也就是从那时起，我再没有复发过。从第一次手术到现在，在与癌魔斗争的路上我已走过了十二年！衷心感谢所有为我治疗的各位医生、护士。

> **黎功教授点评**
>
> 1. 癌症复发和转移是治疗中遇到的最难的问题，肝癌手术后的复发率为60%～70%，也就意味着接受了肝癌手术的患者大多数都会复发，而手术后常用的治疗方法并不能阻止肝癌手术后复发。
>
> 2. 肝癌一旦复发，即使进行了射频消融，无水酒精注射消灭掉复发的肿瘤病灶，而那些看不见摸不着的肿瘤就会很快地从肝脏的其他部位"冒"出来，而且复发间隔的时间越来越短。
>
> 3. 中国的肝癌患者多数都伴有乙肝，乙肝是免疫性疾病，乙肝病毒会把人体的免疫力抑制住，所以容易发生肝癌。
>
> 4. CIK细胞回输，是提高免疫力很好的方法，虽然其有效率不高，但是研究发现介入或手术后回输CIK，能够延长肝癌患者的生存。许尔军先生治疗成功就验证了这一点。
>
> 5. 免疫力高低决定了治疗成败，未来肿瘤治疗一定是免疫治疗主导的治疗，中医倡导的"扶正固本"与西医所说的免疫治疗相似。

精湛的放疗把"肝癌"彻底消灭

毛友明

> 对于一个患有肿瘤的病人，关键是针对个体的病情和特点选择适合的治疗方案，传统式经典的治疗方法不一定完全适合每个病人。

49 岁的我遇到了考验

我生活在山西省怀仁市毛家皂镇农村的一个普通家庭里，在村子里开了个小卖铺，卖老百姓日常用的小百货，不忙时开个小面包车为别人拉货，衣食无忧小日子过得有滋有味。但是 2014 年 1 月 29 日晚，在开车去大同市的途中突然感觉左肩非常痛，并且伴有左下腹痛，当时我认为是心脏病反射的痛或岔气，我忍着痛去了大同的一家医院，做了心电图和血常规的检查，检查结果出来一切正常（当时**没做腹部 B 超**），喝了点止痛药，就开车回了家。但是回了家一直痛，每天吃止痛药，但是过了一个月疼痛反而不严重了。

在 2014 年 3 月 9 日，我在午睡时，用手摸腹部时，发现有个硬块，就叫同村的大夫来家看了一下，大夫说可能胃里长东西了，去大医院检查吧。3 月 10 号我自己开车去了医院消化科，做了 B 超，诊断为肝脏实性占位，考虑肝癌，建议进一步检查。甲胎蛋白（AFP）26902ng/ml，**乙型肝炎病毒 DNA**

李广欣博士解读

▶▶ **没做腹部 B 超**　腹痛是一种常见的临床症状，引起腹痛的原因多种多样，这其中有功能性原因（比如这位患者所说的"岔气"），也有很多是器质性原因。因此，如果出现剧烈的腹痛，一定要引起重视，积极查找引起腹痛的原因，千万不可掉以轻心。另外，在腹痛原因没有查清楚之前，最好不要口服止痛药物，因为这样很可能会掩盖病情，从而延误治疗。

▶▶ **乙型肝炎病毒 DNA**　是乙肝病毒感染最直接、特异性最强和灵敏性最高的检测指标。如果这项指标是阳性的话，说明肝炎患者体内的乙肝病毒正在复制，具有很强的传染性。一旦这项指标升高，一定要吃抗乙肝病毒药物，抑制病毒复制。

为 $3.34×10^5$IU/ml，糖抗原 CA19-9 为 53.2U/ml，CA125 为 24.52U/ml，**腹部增强 CT** 检查诊断：肝左叶肝细胞癌，少血供型，并**左肝门静脉癌栓形成**。肿瘤大小约 5.6cm×4.2cm×5.1cm，大小边界不清，CT 值分别为 79Hu、63Hu。胸片：肺部未见异常。医生拿着报告单用吃惊而又怀疑的眼神打量着我，又仔细地看了看 CT 片子和报告单，然后对我说让你的家人来一下。我说家人没有来，就我自己来的，你说吧，不管什么病我都能承受了。医生说：看诊断是左肝癌，并且左肝门静脉已有癌栓形成，已经到了中晚期，你回家养着吧，这种病没办法治疗，我听了医生的话如晴天霹雳，觉得整个天都塌下来了，我的心一下掉进了谷底。我拿着重似千斤的"判决书"，强忍着泪水开车回了家，家人听到这个病更是心如刀绞，泪如雨下。

腹部疼痛伴腹部或中腹部包块都是原发性肝癌常见的临床表现，所以如果出现这些临床症状，一定要进行腹部影像学检查。选择的检查项目，可以先进行 B 超筛查，也可以直接进行增强 CT 或 MRI 检查。

我不明白上天为什么如此待我，我来到人世间这个大舞台才 49 年，就要被癌魔夺走生命，我知道以前在我们村里有好几个肝癌患者没有活过一年就走了，还有几个没活过半年就走了。

>>> **CA19-9** 是肝、胆、胰腺以及消化道肿瘤的常见肿瘤标志物，如果肝脏肿瘤患者伴有这项指标的升高，往往提示肝脏肿瘤为胆管细胞癌或有胆管细胞癌的成分。

>>> **腹部增强 CT** 肝脏肿物有很多种类型：良性的包括肝囊肿、肝血管瘤、局灶性结节样增生、腺瘤、错构瘤等；恶性的包括原发性肝癌、转移性肝癌等。这些肿瘤每一种的强化特点（即注入增强剂后肿瘤的现象特点以及不同时间节点的变化特点）是不同的，增强 CT 扫描为肝脏肿瘤的良、恶性鉴别提供了重要的参考依据。所以，在进行肝脏肿瘤鉴别时，最好选择增强扫描。

>>> **左肝门静脉癌栓形成** 门静脉是进入肝脏的一根重要血管，分为门静脉主干、门静脉左支以及右支。在原发性肝细胞中，经常会出现门静脉主干以及左、右支的癌栓形成。一旦出现，说明肝癌的分期已经到了晚期，肿瘤出现远处转移的概率会大大增加。

介入加放疗，两把杀"癌"刀

我失望且痛苦地在家里待了四天，第四天下

午，我外甥从北京给我打来了电话说，有个教授很擅长肝癌的综合治疗，特别擅长肝癌诊断及治疗，运用血管介入治疗、放射治疗、中药治疗肝癌取得了很好的疗效，使大多数不能手术的患者得到了有效的治疗，在北京很有名气。你来北京找他治疗吧。

第二天，也就是2014年3月16日到了北京找到了黎主任，他是个热情、谦和、耐心、细致的医生。非常细致地看了我的CT片子和化验单后，分析了病情，他用乐观的语气对我说："你的肿瘤有两个，鉴于你的状况不宜手术，建议用**介入加放疗治疗**。"并且给我讲解了放射治疗对肝癌的效果、门静脉癌栓的特点和治疗后的理想状况，我怀着不安的心情问，我治疗后能活几年？他笑着说你再活七年多都没问题，当时我听到这个话，心里别提多高兴了，因为我又能活在人世上了。我家人更是感动万分。制订了介入治疗和放疗的方案后，第二天（2014年3月17日）我做了第一次介入治疗。2014年4月11日我又做了第二次介入治疗。两次治疗都非常顺利。2014年5月11日又进行了放疗。

当时黎主任对我和蔼地说："放疗30次，彻底把它（肿瘤）整死。"这句话给了我很大的希望和信心。经过半个月的放疗我没有明显的不适，到后期**胃部感到不适**，医生了解后给我加了口服药。放疗了30次后，我身体状况很好，于是为了彻底杀死肿瘤又加了3次放疗，2014年7月1日经过了两个多月的放疗，我的肝功能已基本正常，甲胎蛋白从发病时的26902ng/ml降至323.3ng/ml，

>>> **介入加放疗治疗** 介入治疗是原发性肝癌常用的治疗手段，这种治疗方法是通过导管把化疗药物打入肝脏肿瘤内部，同时把供应肿瘤的血管进行"封闭"，达到控制肿瘤的目的。这种方法可多次使用，能够使肝脏肿瘤体积缩小，但一部分病例由于肿瘤血管封闭不完全，容易出现局部复发及转移。因此，目前常与其他治疗方法联合使用。放疗是肿瘤三大常规治疗手段之一，过去由于放疗设备落后，肝癌放疗的效果并不好，所以大家都认为肝癌对放射治疗不敏感，现在由于放疗设备和技术的进步，可以运用立体定向放射治疗，包括三维适形、调强放疗等技术对肿瘤进行精准放疗，使得肝癌放疗的疗效大大提高，而且发现肝癌对放射治疗是敏感的，改变了以前认为肝癌对放疗不敏感的观点。随着放疗设备的不断进步，目前已经可以做到照射肝脏肿瘤的同时，肿瘤周围正常的肝组织得到很好的保护，临床实践已经证明放疗治疗肝癌是有效的。介入治疗与放疗的联合，可以弥补介入治疗与放疗各自的不足，达到对肝脏肿瘤最大限度的控制。

>>> **胃部感到不适** 并不是所有肝癌放疗患者都会有胃

病毒 DNA 也小于 1×10^3 IU/ml，这个结果太出乎我的意料，让我们全家和朋友们都喜出望外，遇到这样的大夫真是我的幸运，能在一个阶段的放疗中将肿瘤给控制住了。

出院时，黎主任又嘱咐我回去以后喝什么药和打什么针及注意事项。在这两个月的住院期间，我从中感到黎主任不仅有精湛的医术，更重要的是他心地善良，对患者有极大的同情心和高度的责任感，不分贫富贵贱，一视同仁，善于和病人沟通交流，视病人如家人。在住院期间，作为一名普通老百姓的我，由于对医学的一知半解，没少给医护人员出难题，添麻烦，可是医护人员，从来不愠不恼，总是耐心地讲解。尽力满足我的要求。

2014年9月16日复查，肝功能正常，甲胎蛋白降至16.56ng/ml（正常范围0～13.6ng/ml），其他肿瘤标志物都正常。

2014年10月22日复查，甲胎蛋白降至3.36ng/ml，其余全部正常。

2015年4月21日复查，甲胎蛋白降至2.22ng/ml，加强磁共振显示肿瘤已没有活性，门静脉也通了，免疫力指标有点儿低。

2015年10月23日复查，甲胎蛋白2.44ng/ml，肿瘤五项正常，免疫力指标恢复正常。

2016年4月12日复查，甲胎蛋白2.01ng/ml，病毒DNA小于1×10^3IU/ml。其他肝功能和肿瘤标志物等各项指标都正常。

部的不适，由于这名患者的肿瘤位于肝脏左叶，该部位与胃靠得很近，所以才会有这样的症状。

▶▶ **病毒 DNA** 乙肝病毒DNA的下降并不是介入和放疗的功劳，也就是说抗肿瘤治疗并不会抑制肝炎病毒的复制，相反，针对肝脏肿瘤的治疗，在一定程度上会促进乙肝病毒的复制及增强其传染性。这个指标的降低应归功于抗病毒药物的使用。按照现有的临床经验，在进行肝癌治疗过程中，如果患者有乙肝病史，那么一定要加入抗乙肝病毒治疗。

"它"已经被治愈了

网上说肝癌只有手术和肝移植是根治性的,我问黎主任,我现在能手术吗?他在电脑上细致地看着我的加强磁共振图像说:"现在已能手术,但不需要手术了,肿瘤已经没有活性,**门静脉癌栓已打通**,在临床上可以说你的肿瘤已经完全死亡了,回去以后**继续吃抗病毒的药,打增强免疫力针**。"当时我听到这些话,别提多高兴了,但是我还是想做根治性手术。于是我又去了另外一家医院的外科王主任那里咨询,结果也一样"肿瘤已经没有活性,已坏死"。我问:"有静脉癌栓吗?能不能手术?"王主任说:"已没有静脉癌栓,不需要手术了,手术就是把那个坏死的东西拿出来,没有意义,在临床上可以说你的病已治愈,你定时复查就可以了。"

我还是不放心,又去找另外一位专家,他看了我的磁共振片子和其他检查结果,说法和王主任一样,并且他们都惊讶于放疗和治疗方案的治疗效果。他们说的话更使我相信了我的治疗效果,可想而知我当时的心情是多么高兴。我从发病到治疗已有四年多,甲胎蛋白降至 2.2ng/ml,以后一直很稳定,其他肝功能、肿瘤五项等指标一直正常,身体恢复得非常好,现在和正常人一样能吃能喝能睡,并且还能工作(开车),体力活也能干,浑身是劲儿。我的家庭又恢复到了往日的欢乐。

>>> **门静脉癌栓已打通** 放疗是门静脉或下腔静脉癌栓重要的治疗手段,可使一部分堵塞的静脉获得再通。

>>> **继续吃抗病毒的药** 目前有许多抗乙肝病毒的药物,常用的包括:拉米夫定、阿德福韦酯、恩替卡韦等,这些药物对于抑制乙肝病毒的复制均有较好的作用,但是同时也容易出现耐药,而其中恩替卡韦相对于另两种药物,耐药的概率较低。

>>> **打增强免疫力针** 对于系统治疗后病情稳定的肿瘤患者,增加免疫力是十分重要的,因为提高免疫力后,可以调动我们自身的免疫系统攻击有可能残存的恶性肿瘤细胞,达到对肿瘤的长期抑制。目前增加免疫力的针剂,经常使用的是胸腺五肽、脾多肽、胸腺肽 α 等。

黎功教授点评

1. 门诊上经常见到肝癌患者已经有门静脉癌栓了,说明已经是中晚期了,但是还是做了手术治疗,手术后时间不长就出现了转移,所以肝癌伴有门静脉癌栓的患者手术效果并不好,应该采取联合治疗的方式。

2. 从目前的研究来看治疗门静脉癌栓,放疗是最佳治疗方法,但是为什么不首先使用放疗而是采取先介入治疗呢?是因为患者的肿瘤较大,开始就采用放疗的话放疗的范围较大,损伤就会比较重,而先介入治疗2次,肿瘤缩小后再进行放疗,不但效果好,而且损伤也小。

3. 中晚期肝癌治疗还是应该采用多种治疗技术,多学科联合诊疗的模式。

抗癌日记：一步步从黄昏到黎明

匿　名　　**李广欣博士解读**

> 就像这个题目一样，从最开始诊断时的那种迷茫无助，到不断前行，走向一个黎明，这里有太多的感慨。一年半的治疗，一年半中心情的大起大落，只能说我做了个正确的选择，癌症可怕，但更可怕的是人的心理，我相信随着科学的不断发展，癌症早晚会像感冒一样被正确对待。我的战斗还没有结束，但我还在向着胜利的方向前进着。

　　三种药物合起来用效果会很好，但也不都是一帆风顺。其中各种起起落落，或会迷茫，但又不得不重新鼓起勇气，坚强地前行。我们应该庆幸这个时代，有医生，敢于第一个吃螃蟹，将原本被放弃的生命、被命运放逐的我挽救回来。

　　这个世界上没有什么绝对的神药，没有什么可以做到药到病除，**免疫治疗药物**是趋势，未来很多治疗围绕免疫治疗药物来发挥作用。但即便是如此我们也不能抱有立竿见影，药到病除的想法，每一个个体都有其特点，使用药物的时间、康复的过程都是不同的。我们需要坚定信心，多一点儿耐心，我作为一个肝部有几十个肿瘤的患者，是如何一步步扛下去的，单独**纳武单抗**（PD-1抗体），打了近40针，可以说是一步步地从黄昏挪到黎明。在阳光灿烂的日子里，通

▶▶ **免疫治疗药物**　免疫治疗药物的兴起是近几年来肿瘤治疗领域最大的突破。这类治疗不同于以往所有的抗肿瘤治疗方法。因为之前的肿瘤治疗模式，无论是以手术、放疗为代表的局部治疗手段，还是以化疗、靶向治疗为代表的全身治疗模式，其着眼点均在于如何直接杀灭肿瘤；而免疫治疗则不同，这些药物在于调动身体内的免疫细胞，使免疫细胞的数量、免疫细胞对肿瘤细胞的识别能力大幅度提高，通过我们身体自身的免疫细胞来攻击肿瘤，达到治疗肿瘤的作用。

▶▶ **纳武单抗**　英文名称为Nivolumab，由于它的商品名称为Opdivo，以英文字母"O"打头，所以经常被称为"O药"。这个药物属于免疫检查点抑制剂中的PD-1抗体，它在肿瘤治疗中的主要作用机制在于可以打破我们身体中免疫细胞与肿瘤细胞之间和平共处的固有联系，使得免疫细胞能够顺利识别肿瘤细胞，并对它们进行杀伤，从而大大提高免疫细胞杀灭肿瘤的能力，从而起到治疗恶性肿瘤的作用。目前，这个药物

过我的故事您也才会知道胜利多么不易。

从黄昏到黎明，得一步步挪

我是一名个体经营者，从三十岁开始创业经历过各种困难，也许就是这些在身体中埋下隐患。

2016年2月在一次**体检中查出肝上多发性肿瘤**，我听到这个消息心情很稳定，我二十多岁的时候就"死过一次"了，剩下的这些年都算老天饶给我的，可是家里很难接受这个事实。儿子听闻从青岛回来，拿着我的磁共振片子开始了漫长的求医之旅。经朋友介绍，他去了一个医院，当时的医生看过片子之后说，这是晚期了，没什么太好的办法，最多6个月左右。

家里人都陷入了一种莫大的悲伤中，好像我的生命马上就要被这所谓的癌症之王终结，最后我们在经历过无数次抉择之后决定冒一次险，那就是选择免疫治疗。

2016年3月，儿子见到了黎主任，详细地看了我的片子和报告，同时也询问了我们的意见后，他决定让我用PD-1抗体、来那度胺和E7080（8毫克），也就是这**三种药物联合治疗**，一周后我们准备好所有的药品。

2016年3月9日，我开始注射第1针PD-1抗体，当时的甲胎蛋白指标是3400ng/ml，肝内有大小肿物23个之多，

已经开展了大量肝癌临床实验，并且于2017年被美国FDA批准用于肝细胞癌的二线治疗。

>>> **体检中查出肝上多发性肿瘤**
在现实生活中，有很大一部分肝癌患者，最早都是通过体检的方式才发现自己的肝脏出了问题的。因为，早期肝脏上长了肿瘤，既不痛也不痒，很不容易被我们所感知，从而被我们自身所忽视，延误了对疾病的诊治。由此看来，定期的体检，对于健康人群来说，是多么的重要。肝癌没有特定的症状，早期肝癌会一点儿症状都没有，有些患者即使到了晚期都没有症状，只有通过体检才能发现肝脏上的肿瘤。肝脏是"哑巴"器官，肝脏里面没有神经，不会感觉到疼痛，只有肝脏表面的薄膜有神经分布，当肿瘤生长到很大侵犯到肝脏表面的神经时，才会感觉到疼痛。

>>> **三种药物联合治疗**　属于靶向治疗与免疫治疗联合治疗肝癌的方法。其中，靶向治疗药物可以在短时间内阻断肝癌组织的血管供应，抑制住肝癌细胞的增殖，短期内控制肿瘤的进展，但是，单一的靶向治疗，具有很高的耐药概率，所以无法长期抑制肿瘤生长。而免疫治疗通常在使用免疫检查点抑制剂2～3个月开始起效，如果有效的话，可以使肿瘤获得长时间的控制。两种治疗方式的结合，相互配合，既短时间迅速控制肿瘤进展，又可通过免疫调节使肿瘤得到长久抑制，最大限度发挥两种治疗方法的优势，相互弥补不足，起到1+1＞2的效果。

四天后我出现了轻微的**腹泻和全身乏力**，但无其他症状。虽说家人心里都有准备，但还是彻夜难眠，希望可以快些好起来。

2016年4月6日，我开始注射第3针PD-1抗体，做了复查后，奇迹发生了，甲胎蛋白从3400ng/ml降至360ng/ml，全家人异常兴奋，好像真的是抓住了救命的稻草。黎主任也非常高兴，但他提醒我们还不能太乐观，让我们继续用药、继续坚持治疗。记得那晚，家里恢复了以前的欢声笑语，家里的灯好像也比以前明亮了。

2016年4月17日，下肢出现**皮疹**，这是PD-1抗体的副作用，用**尤卓尔**可缓解症状。

2016年4月22日，注射了第4针PD-1抗体，再次复查血液。令人振奋的是甲胎蛋白再次降至106ng/ml，其他指标一切正常。此时黎主任提出让我再**配合放疗**，尝试联合治疗。听到这个建议我的心里咯噔了一下，我真的很怕刺激到肿瘤使其激发，让之前的努力付之东流。虽然黎主任细心地给我讲解放疗的好处，可我还是拒绝了。

2016年5月5日，注射了

>>> **腹泻和全身乏力** 每种治疗肿瘤的药物都会有副作用，在化疗、靶向治疗、免疫治疗这三种全身治疗手段中，从副作用的严重程度来看，化疗的副作用最强，发生率最高，靶向治疗次之，而免疫治疗副作用最小，发生率也最低。但是，"是药三分毒"，免疫治疗也有其副作用。这位患者出现的腹泻和全身乏力就属于这个范畴。如果我们在使用PD-1抗体的过程中出现了身体上的异常，一定要引起重视，并到医院进行诊治，以免延误病情。PD-1抗体是免疫检查点抑制剂。此药是肿瘤治疗领域里的突破性进展药物，称之为"神药"也不过分，因为它可以使10%～20%的晚期肿瘤得到长期控制。

>>> **皮疹** 是在接受靶向治疗和免疫治疗时经常遇到的副作用，大部分患者仅仅表现为皮肤出现点状的斑疹这样的轻微症状，但是少数患者可以出现皮肤发红，同时伴有瘙痒；更有甚者还可以出现脱皮的症状。如果症状比较严重，在就诊皮肤科进行对症治疗的同时，还需要适当降低药物的使用剂量。在临床实践中我们发现，对于出现副作用或副作用相对较重的患者，治疗的疗效也会相对较好。

>>> **尤卓尔** 即丁酸氢化可的松乳膏，适应证为过敏性皮炎、脂溢性皮炎、过敏性湿疹及苔藓样瘙痒症等。

>>> **配合放疗** 传统意义上来说，放疗属于局部的肿瘤治疗手段，但是，随着免疫治疗的兴起，医学家们发现将放疗与免疫治疗相配合，可以使免疫治疗的疗效翻番。为了解释这个奇特的现象，从事基础医学研究的科学家们进行了大量的工作，他们发现，通过放射线照射的肿瘤细胞，可以释放更多肿瘤相关物质，在这些物质的存在下，免疫细胞可以更容易地发现肿瘤细胞，并对它展开攻击。因此，放疗可以说与免疫治疗是一对"绝佳拍档"，二者的结合，可以大大提高肿瘤治疗的疗效。

第5针PD-1抗体，这次**复查磁共振**与血液。磁共振的结果特别好，肝上肿瘤均有缩小，甲胎蛋白再次降至84ng/ml。但出现了新的症状，口腔内基本不分泌唾液，口干，吃东西味酸。主管医生建议用胖大海泡水，症状有所缓解。

加量E7080

2016年6月2日，注射了第7针PD-1抗体后，甲胎蛋白反而上升至103ng/ml，其他指标正常，虽然上升的不多，但对我却是影响不小，情绪也不好，也不爱说话，家里的气氛也变得沉闷了。虽然大家都不说，但想的可能都一样，是不是这种免疫治疗的方法不再管用了，我们跟黎主任沟通决定把**E7080**加大到12mg。事实证明黎主任的这次决定是完全正确的。

2016年6月15日，开始注射第8针PD-1抗体，甲胎蛋白再次降至74ng/ml，心里的石头终于落地，老天还是眷顾我的。

2016年7月14日，开始注射第10针PD-1抗体，甲胎蛋白为79ng/ml，虽然磁共振上看肿瘤还在缩小，但现在的治疗可能确实到了瓶颈期。不光这些，口干症状也没有改善，吃所有的主食都要泡在水里，吃饭难以下咽。

2016年7月29日，注射第11针PD-1抗体，使用PD-1抗体之后出现发热的症状，头晕、恶心，下午体温高达39℃左右。黎主任考虑为肿瘤吸收热，好现象。但因无法正常吃饭，所以决定停了来那度胺。从7月29日至8月8日，发热共十天，在这之后的一些日子过得平淡没有什么惊喜，甲胎蛋白一直维持在80～110ng/ml。心情也略微放松了一些。去了很多地方去游玩。体力上虽然不太能跟上，但笑容总是挂在嘴边，这也是我最欣慰的。

>>> **复查磁共振** 病人接受任何一种抗肿瘤治疗的过程中，都要每隔一段时间进行一次系统全面的影像学检查，观察肿瘤的体积有没有变化，从而判断当前的治疗疗效。如果肿瘤缩小或保持稳定，同时没有新的病灶出现，那么就说明当前的治疗是有效的，可以继续使用。对于肝脏肿瘤来说，通过增强磁共振检查来评价疗效（介入治疗除外）是最好的选择。因为这种检查方法可以提供最为全面的肿瘤信息。

>>> **E7080** 仑伐替尼（E7080）的使用剂量，因不同的肿瘤类型而有所不同。在甲状腺癌的治疗中，这个药物的常规使用剂量为24mg，而在肝癌治疗领域，它的安全剂量则低得多。有专门的临床实验证实，如果患者的肝功能在Child-Pugh B级，只能耐受8mg的药物剂量，而肝功能达到Child-Pugh A级，则可以耐受12mg的药物剂量。在治疗过程中，根据患者的具体身体状况不断调整用药方案和用药剂量，是肿瘤个体化治疗的一个重要方面。

主动出击的"消融术"

2017年3月8日，注射第27针PD-1抗体后，黎主任找我深谈了一次，因为现在甲胎蛋白和磁共振上看只是维持现状，主任希望我们主动出击，做一次消融手术，这样可以把残留的肿瘤完全融掉释放出更多有肿瘤抗原的免疫细胞出来，对后期治疗会有很大帮助，甚至有望痊愈。这一次，我不再害怕。因为通过一年的治疗和了解，我相信医生的每一次判断和决定。

2017年4月19日，注射了第28针PD-1抗体后，来到了黎主任介绍的A肿瘤医院，找到了韩主任。韩主任看了我们的治疗经历，对免疫治疗的效果感到吃惊。韩主任表示消融只是微创，安全并对身体伤害不会很大，希望能有新的突破。

2017年4月26日，开始消融手术，儿子和他母亲在手术室外焦急等待，大概2小时后手术结束，很成功。接下来的几天就是在调养等待中度过。

2017年5月18日，注射第30针PD-1抗体，甲胎蛋白指标降至94ng/ml，我可以感觉到一点儿味觉，不太舒服但没有其他什么症状。体重也上去了，达到了140斤。磁共振结果很好，肿瘤基本消失了，只是在边缘有一点儿活性组织出现。从20多个肿瘤到现在的状态，这真的是奇迹了，医生也很高兴。

2017年7月28日，由于甲胎蛋白一直没有什么下降或升高，处于一个低水平的稳定状态，但是一直没有降低到正常范围内，经过和黎主任商讨，决定做一次介入治疗，一方面看看甲胎蛋白不降的原因，另一方面也可以做一点儿局部的治疗。

2017年7月29日，介入治疗的同时用了一些化疗药，但是**反应很大**，一天吐了很多次。住院

▶▶ **反应很大** 肝癌介入治疗的副作用往往是比较大的，介入治疗的同时用了一些化疗药，其副作用严重程度与化疗药的使用剂量、栓塞的范围程度密切相关。其中最常见的副作用包括腹部疼痛、发热、恶心、呕吐等。这些副作用在治疗后基本都会出现，通过积极的对症处理，副作用会减轻，一般1周左右可以完全缓解。

观察了三天，输了一些保肝、止痛、消炎的药。

2017年8月23日，注射第37针PD-1抗体，全家永远忘不了这一天，复查时甲胎蛋白已经正常，数值为9.4ng/ml，唯一一个活性肿瘤也结痂。我不记得当时看到这个结果是什么样子了，只记得心里一直在告诉自己，我成功了。随后我又注射了3次PD-1抗体，就把所有的抗癌药停掉了，一直定期复查，甲胎蛋白一直在正常范围内，磁共振检查肿瘤也没有活性。一年后复查仍然是肿瘤没有活性，甲胎蛋白正常，最后没有用完的4支PD-1抗体也当作了胜利的纪念品。

黎功教授点评

1. 晚期肝癌的治疗如果想要出现奇迹，一定是靠全身药物治疗，而不是局部治疗。而全身药物治疗包括化疗、靶向治疗、免疫治疗，前两种治疗只能延长生命，不会出现治愈，而只有免疫药物起了作用，才有可能创造奇迹，出现治愈的可能。

2. 免疫药物包括以PD-1/PD-L1抗体为代表的免疫检查点抑制剂，还包括沙利度胺、来那度胺、泊马度胺为代表的免疫调节剂。

抗击肝癌沉浮录：我有四种武器

瓦帝达

李广欣博士解读

>>> **复检的指标是甲胎蛋白（AFP）** 这个数值升高并不能确定患者一定得了肝癌。因为除了肝癌以外，妊娠期女性，一部分肝炎和肝硬化患者，也可以引起 AFP 的升高。所以，如果在查体时发现这项指标高于正常值，不要过于紧张，积极进行肝脏影像学检查是当务之急，在选择肝脏影像检查方法时，增强磁共振是首选。

> 癌症是一种极其复杂的综合病症，治疗和康复不是一蹴而就的，是一个复杂而漫长的过程，必须做好打持久战的准备，树立必胜的信心，有克服艰难险阻的勇气。通过多种治疗方法有机结合，各种方式并行，奇迹一定会发生。

在我 48 年的人生中，从来没有把死亡与自己联系在一起，认为死亡是别人的事。然而，就在 2013 年 11 月底单位的一次体检时，死神突然与我接近，我第一次感受到死亡的威胁。体检结果出来后，医院打来电话说有个指标需要复查一下。医院有怀疑，说明我的身体一定出问题了，我没有耽误，及时赶到医院进行复检，**复检的指标是甲胎蛋白（AFP）**，达到 376ng/ml。我回家后在网上查了一下资料，AFP 升高可能是肝炎、肝硬化或肝癌，这些都不是一般的小病。复检结果出来后，指标又提高了 20ng/ml，达到 396ng/ml，几天时间指标还在升高，说明病情在变化之中。

开始我不想让家人知道，但感觉问题严重，晚上还是与爱人讲了一下体检的情况，爱人很紧张，第二天单位里还有四件重大的事情要我亲自处理，本想事情办完再请假认真检查，但爱人强拖着我去当地最好的医院做了检查。

通过 B 超、MRI 及各项血样检查，我在 2013 年 12 月 4 日确诊为肝癌：**肝右前叶上段原发性肝癌，病灶大小约 2.9cm×3.5cm×4.1cm，肝右后叶下段肝内转移灶约 1.2cm。**

不幸的消息突然来临，让我不知所措。网上说肝癌是癌中之王，治愈率比较低，存活期一般只有 3～5 个月。死神突然离自己如此之近，自己的生命即将终止和消失，几十年人生我饱经风霜，亲眼见过很多亲属、同事和朋友离世，但这次轮到自己就要死了，思想上毫无防备，方寸大乱，心里有很多不甘和遗憾。爱人更是为突如其来的不幸消息几乎崩溃，日不能息，夜不能寐，寝食难安。

病来了，治疗是头等大事，先得考虑怎么治。爱人拿着检查结果在昆明的几家大医院挨家咨询，找有经验的专家询问治疗方法。我在家里上网查资料，了解肝癌的治疗方法，到哪里治疗比较好，自己如何配合治疗。朋友和亲戚也来介绍种种治疗方法，介绍各地好的医院和医生。通过几天咨询和了解，我和爱人都迷糊了，因为不同的医生都有有效的治疗方法，外科大夫讲切除是最好的方法，放射科大夫讲可以用介入治疗和放疗结合，放疗有很多种有效的方法，还有很多大夫说可以通过药物和其他方式治疗，如靶向治疗，生物治疗等，中医治疗更是五花八门，各种治疗方法都有成功的案例。

作为病人和家属，听到各种各样的治疗方法，反而迷糊了，变得六神无主，哪里？哪家医院？哪个专家？哪一种方法？才是最适合自己的呢？

>>> **B 超、MRI** B 超是筛查肝脏上有没有肿瘤的重要方法，由于 B 超检查方便快捷，费用较低，因此仍然是肿瘤筛查的重要检查方式，不过，与 CT、MRI 等影像检查相比，它的漏诊率仍然是相对偏高的。因为 CT、MRI 检查，可以把身体器官的影像拍成照片，这样所有人都能看到整个器官和肿瘤的影像特点，从而提高了肿瘤的检出率和确诊率。因此，在行 B 超进行筛查后，如果发现异常，通常会追加 CT 或 MRI 的检查。

>>> **肝右前叶上段原发性肝癌，病灶大小约 2.9cm×3.5cm×4.1cm，肝右后叶下段肝内转移灶约 1.2cm** 这是肝癌影像报告中常用的对肿瘤的描述方法，在这段文字中，涵盖了如下信息：①肝癌原发灶的位置，按照解剖学特点，肝脏被分为了不同的"叶"和"段"，当描述出具体的肝叶、肝段后，即使没有看到影像资料，临床医生也可以大致了解到肿瘤的位置；②肝癌原发病灶的大小，这一点很重要，因为如果肿瘤比较小（比如小于 5cm），提示肝癌分期较早，患者的预后比较好，如果肿瘤偏大，则提示肝癌的分期相对较晚，预后相对较差，治疗难度也相应提高；③有

我在北京找到了这一领域里的老专家张教授，他20世纪80年代留学日本，医学博士，是我国率先实施肝动脉栓塞治疗原发性肝癌，牵头制定肝癌规范化治疗标准的专家，他告诉我可以先进行介入治疗，即使不能根治也可以缓解病情，在介入治疗的基础上还可以进行其他方式的治疗，他简单的几句话，就解决了我在治疗方法上的疑惑，我们决定按张教授制订的方法治疗。

2013年12月15日，张教授和他的学生陈主任，在全国著名的A医院的分院给我做了第一次介入治疗，手术很顺利也很快，从进手术室门到出手术室门包括准备、消毒、手术，全部就一个多小时，没有什么痛苦，我在医院观察了一个星期就出院了。当时是冬天，昆明难得下雪，天气较为寒冷不便疗养，三亚冬天气候好，风景也好，比较适合疗养，我就在三亚休养了一个月，再次复查，小的肿瘤已经消失，大的肿瘤虽然还在，但是没有继续增大，这个结果给我增添了莫大的信心，说明我一下死不了啦。我又到北京进行诊断，看了检查结果后，张教授说需要再做一次介入治疗，这次介入治疗的部位在肝的边缘，不容易做，而且也有风险。

2014年1月21日，在陈主任所在医院做了第二次介入手术，这次手术很成功，我出院的第二天就是大年三十。一个月后检查，张教授和陈主任真是妙手回春，小的肿瘤没有再发，大的肿瘤减小了一半，只有2cm。张教授和陈主任认为不需要再做介入治疗，用伽马刀在肿瘤外围清扫一下就完美了，于是，陈主任把我介绍给黎主任，黎主任非常重视，亲自主持给我做伽马刀治疗，我问的所有问题都耐心地给予解答。

没有肝内的转移病灶，肝癌（尤其是肝细胞肝癌）最常见的转移途径就是肝内转移，一旦出现，无论是治疗方法还是治疗难度都会有所不同。除此以外，常规的影像报告的文字描述中，通常还会涵盖如下信息，如肝脏肿瘤在注射增强剂的情况下，随着时间的变化，强化特点是怎样的；门静脉、下腔静脉是不是有癌栓的存在；肝脏肿瘤的血供是不是丰富；肿瘤内部的密度（或信号）是不是均匀等，这些都是临床医师非常关注的问题，直接影响到对后续治疗的决策。

2014年3月12日至27日做了一疗程（十次）伽马刀治疗。在伽马刀治疗期间，黎主任给我讲了很多肝癌治疗和休养保健的知识和注意事项，增强了我抗癌的信心，学到了抗癌的方法，对今后康复奠定了非常好的基础。通过两次介入治疗和一疗程伽马刀的治疗，我**每三至四个月复查一次，两年后每半年复查一次**，每次都请黎主任诊断，黎主任都会仔细分析病情，并根据病情给我指导。

我得肝癌是人生的不幸，但是能够遇到好医生，是我人生中的大幸。他们都是好医生，医术高超，医德高尚，从2013年11月到2018年已经整整5年，病情由逐步稳定到完全康复，没有走弯路，是他们给了我第二次生命。千言万语无法表达，我只能对他们给我的治疗和康复指导表示衷心的感谢，对他们一心为病人的医德医风充满无限的敬意。

在各位名医的指导下，五年来我自己也积极探索抗癌的方法，不断学习和实践，对抗癌有一些体会。我认为，**癌症这个病不是突发性疾病，是一种比较复杂的综合性慢性病**，有起因、发展和恶化的过程，从起因到能检测出病灶可能要几年或几十年时间，但是从发现病灶到恶化可能只有几个月的时间。既然是慢性病，就有时间来处理。日常人们谈癌色变，一旦得癌症就意味着死亡，所以都比较紧张，一紧张就会失去理智，失去理智就会导致在治疗和康复过程中误入歧途，要么治疗过度加重病情，要么治疗不足耽误病情，还有就是焦虑过度导致病情加重。要坚信，只要方法得当是可以治愈的。但是，治愈也不是一件容易的事，癌症是长期形成的，身体就是癌症的土壤，癌细胞就是种子，各方面条件成熟时，癌症

>>> 每三至四个月复查一次，两年后每半年复查一次 恶性肿瘤之所以难治，最大的原因就在于它很容易出现局部的复发和远处的转移。肝癌也是如此。在经过系统治疗之后，经常会出现这样的情况，在以前治疗过的肿瘤边缘，肿瘤又长了起来，或者肝脏的其他部位，又出现了新的肿瘤病灶，此外，在身体的其他脏器，也有可能发现肿瘤的存在。所以，为了及早发现肿瘤的复发和转移，定期的复查是非常有必要的。在治疗后的前两至三年内，最好每三个月进行一次全面检查，如果一直没有出问题，那么之后可以把复查时间延长到六个月，如果仍没有肿瘤复发的迹象，五年以后，可以每年检查一次。

>>> 癌症这个病不是突发性疾病，是一种比较复杂的综合性慢性病 癌症起因非常复杂，是一个多种因素交织在一起，长期刺激，共同形成的，是一个长期、慢性的过程；是内在因素和外界因素共同作用的结果。内在因素包括先天的遗传，本身的基因状况，免疫水平等。外在因素包括生活环境，慢性感染，饮食习惯等。肝癌就是这样的例子，中国的肝癌90%来自乙肝，如果我们都接种了乙肝疫苗，乙肝的患

才会发作，要想治愈癌症，必须改变身体这个土壤，若干年形成的土壤要想改良，绝非一朝一夕，也绝非用一种简单的方法就可以改良。我觉得，癌症的土壤主要是两个方面，一个方面是思想土壤，充满负能量和长期不堪重负，容易患癌；另一方面是身体，长期作息不规律，长期过度劳累，烟酒过度，饮食不健康，还有身体本身存在隐患，如肝炎各类病毒等，容易患癌。上述土壤条件我都存在，我觉得要想治好我的病，一是要尽快清除病灶，二是要彻底改良身体的土壤。病灶清除了，如果土壤还在，同样会复发，只有改变身体的土壤才能一劳永逸。我从治疗、日常保健和心理疏通三方面结合进行抗癌，有一些体会，供参考。

治　　疗

得了癌症必须进行及时治疗，不可耽误。治疗首先就是要清除病灶，因为病灶对人体器官伤害较大。清除病灶首选就是西医手术，西医治疗以后，可以用**中医**保健。我们同病房来自山东的病友，经过八次生物治疗，效果比较好，在网上有生物治疗的成功案例，向黎主任咨询生物治疗，想试一下，黎主任把生物治疗的原理详详细细给我讲解，并说明这项技术还处于探索阶段，效果有待确证，而且每期的费用比较高，我们打消了用生物治疗的想法。我在治疗中，得到这些技术精湛、德高望重的名医治疗，可以说是一路顺风，没有走弯路，也没有多花钱，三次治疗的费用还没有在我们当地医院一期靶向治疗的费用高。通过两次介入治疗把肿瘤基本控制，再用伽马刀进行了一次清扫，病灶就已经消除。但病灶消除后

病率下降，肝癌的发生率就会下降。假如自身患有乙肝或是乙肝病毒携带者，再不禁酒，就会加大患肝癌的风险。

>> **中医**　应用西医的方法消灭掉肝脏上的肿瘤后，采用健脾养胃、扶正固本的方法是可行的，但是千万不要使用以毒攻毒的中药，因为绝大多数的肝癌患者的肝功能都不好，加上西医疗法对肝脏的伤害，肝脏功能往往会更差，这时候不宜采取更加伤害肝脏的方法，而是应该采取调理机体功能，比较温和的中药。另外中医之间的水平差距巨大，一定要找"靠谱"的中医。

如何避免复发是最大的问题，医院治疗是短暂的，但抗癌之路是长远的。

在医院治疗以后，我还从几个方面进行巩固和加强。一是中药进行辅助治疗，吃了半年的中药，主要是化瘀消肿、调理平衡、强身固本，不是以毒攻毒的那种。在吃中药的基础上加上一些中成药。二是提升免疫力，坚持打胸腺五肽三年，一个星期两针，交叉吃一些中草药。三是坚持抗病毒治疗，我是乙肝病毒携带者，出院以后一直坚持吃抗病毒药，控制得比较好。四是保肝，经肝病专家诊断，我一直坚持吃扶正化瘀胶囊，主要是防止肝硬化。

从现在康复的情况说明，各位专家、医生对我的治疗是正确的，也是非常有效的。

>>> **姜黄粉** 主要有效成分为姜黄素。姜黄素是从姜科植物姜黄中提取的一种化合物，也存在于其他姜科植物中。现代研究发现姜黄素可以抑制炎症反应、抗氧化、抗类风湿。美国有报道：姜黄素的主要药理作用有抗氧化、抗炎、抗凝、降脂、抗动脉粥样硬化、抗衰老、消除自由基及抑制肿瘤生长等。2006年11月，美国《关节炎与风湿病》期刊一篇文章指出，姜黄素可以防止关节肿大、关节炎，对心血管疾病、癌症等也有效。

日 常 保 健

癌症病灶清除以后，根本的问题就是要改变身体这片土壤，清除适宜癌细胞生长的土壤环境。日常保健就是要解决这个问题，我出院第一天起就致力于日常保健。我主要从以下几个方面进行的。一是通过饮食调整，改变过去重油、重盐、重辣的习惯，以清淡为主，重中之重是每天的早餐，出院后学到台湾人做的精力汤，用若干种新鲜蔬菜、水果、不同的坚果、蛋白质粉、**姜黄粉**等，通过破壁机高速打搅，每天早餐时喝一杯，然后加一个鸡蛋和一些主食，如面条、米线、包子等。午饭和晚饭以清淡为主，忌烟酒，少辛辣，晚饭后不再吃任何东西。

我爱人为了我的康复，做出了极大的牺牲，从一个比较好的单位辞职，专门照顾我的生活，到处寻找饮食调养的食谱，并不断改进，我能够每天吃到有利于癌症康复的饮食，这对我改善身体土壤起到基础性的作用。二是起居固定，每天早上7点前起床，中午13点左右睡1～2小时，晚上11点以前上床睡觉。按照每天必睡子午觉的养生说法，尽量坚持，作息规律了，新陈代谢改善了，精神恢复也较快。

锻　　炼

癌症患者不要整天躺在床上，只要不是过度劳累，一定要进行适当和适量的健身活动。健身也是一种最好的治疗方法，通过健身提高机体能力，增加身体对营养的吸收，降低治疗的各种副作用。体能增强了，抵抗力、免疫力自然增强。通过呼吸室外的新鲜空气，接触外界的事物，血液流通了，筋络通畅了，心情也会好起来，增强战胜疾病的信心。

通过健身活动以后，可以增加食欲，也可以提高各种药物吸收的效果。我在网站上找到郭林气功视频，每天坚持练习，到现在已经练了三年多。后来也学习了杨氏太极拳，八段锦，打坐，中华养生医疗保健操等，每天起床后进行50分钟左右的郭林气功，休息一会做一遍八段锦，约10分钟，如果天气不好无法户外练气功，就改做中华养生医疗保健操，做一遍约50分钟，下午5点左右打一遍太极拳，晚饭后散步半小时到一小时，平时偶尔打坐。后来身体逐步恢复，体力逐步增强，适当做一些有强度的运动，如每周一次游泳，1000米，近1小时。锻炼循序渐进，以舒缓运动为主，坚持量力而行，我现在体能全部恢复，得益于各种运动。学习一些中医保健，简单学习了一些推拿、按摩、拍打、艾灸，空闲的时候敲敲筋，按按穴位，有时自己做一些重点部位的艾灸。

心 理 疏 通

心理不健康，身体迟早也将出问题，心理健康，身体一般不会有什么大毛病。我人生中几次生病，我认为与不良的心理有关联，也许是身体问题导致心理问题，但是心理问题不解决，身体难以恢复。心理治疗是癌症病人最重要的一个内容，它甚至可以决定患者的生死，也可决定患者康复的快慢。有人说，有1/3的癌症病人是被吓死的，也许还不止。所以，心理好坏对疾病的作用力非常大。对于癌症病人来说，无论遇到什么情况，康复的希望永远都不能熄灭，永远要坚信能治好。要战略上藐视，战术上重视。心理问题只有病人自己能解决，任何外人都无法解决自己的心理问题。上帝不会帮助放弃者，不会帮助不能自助的人，只有自己坚强了，一切才有可能好起来。心情不好要想把病治好，那只是天方夜谭。心情不好，健康的人会变得不健康，小病会变成大病，更何况是病入膏肓的癌症病人。要解决生存问题首先就是要不怕死，越不怕死越不容易死，等死不如在抗争中死，抗争也许还有希望，等死则必死无疑。癌症病人只有把各方面都调整到一种良性循环以后，病才会好起来。

我的心理问题主要是自己疏解。生病以后，我清理了一下我的思想，发现有无穷无尽的放不下的事情，但是，归结下来主要是内在和外在两个方面，外在的方面就是无穷无尽的名、利、情、权，内在方面，如佛教讲的"八苦"。我觉得要解决思想问题只有靠智慧，所谓智者无忧，而中华文化最不缺的就是智慧，几年时间我学习几个方面的智慧。

一是学习《易经》，主要寻找安全出口。《易经》上讲危险的地方不能去，身处危险的地方要想方设法脱离，要学会变化，善于变化，癌症病人就是身处危险的人，思想决不能固执己见，要想脱离癌症的最佳方法和手段。

二是学习佛教和道家理论，主要寻找快乐的方法。佛教和道家理论是中华文化中的一部分，就其哲学观点而言，它是走向快乐的大智慧，佛教中的放下、出离、无我利他、清净、平等、明觉等思想让我看清了世间现实中让人着迷的种种现象，虽然不能了脱生死，但打开了我的心结，心理逐步走向平静、快乐。道家的道法自然，自在和逍遥无为，是很好的养生之道。作为癌症病人，活着就是最大意义、最大价值，世上的一切东西在死亡面前都显得微不足道，所以，只有放下、放松、自然、清静、快乐才是癌症病人生存的环境，也是阻断癌细胞生长的条件。

三是学习书法、旅游等有益于身心健康的活动，主要体验快乐的感受。每天练习一些毛笔字，从点滴的进步中享受快乐。每年外出旅游两次以上，饱览中外名山大川和江河湖海，感受灿烂文化和异域风情。平时有时间就在昆明附近游乐。在旅游中抒发感情，检验体力，获得快乐。

四是做一些力所能及的工作，主要感受生命存在的意义。单位领导把我从原来工作比较繁重的业务部门调到离退休部门做服务工作，工作比较轻松，平时就多做一些服务老同志的事，有大事小情去帮扶一下，在力所能及的情况下多帮老同志解决些问题和困难。亲戚中有一个上了年纪的孤寡老人，没有人赡养，我每月从自己的收入中拿出 300 元帮扶她，尽一点小辈的孝心。

有意识地进行心理疏解，取得了很好的效果，现在没有什么事情会让我吃不下，睡不着，也不会有什么事能让我憋在心里一整天。我享受着人生中最美好的时光。

通过五年的努力，不断探索，不断实践，治疗和保健结合，身体治疗和心理健康同步。目前我的身体已经全部康复，甲胎蛋白（AFP）从 396ng/ml 降至现在的 1.8ng/ml，肝功能和血液指标全部正常，没有肝硬化现象，肿瘤术后影像清晰稳定，体能恢复如前，饮食、睡眠都非常好。通过治疗、保健和心理疏解，我获得了新生。

黎功教授点评

1. 患者瓦帝达一经发现就是肝癌并肝内转移，是标准的肝癌晚期患者，能够让晚期肝癌患者健健康康地活过5年，已经创造了奇迹。

2. 治疗的成功首先归功于"介入治疗＋放疗"的联合模式，而不是"单打一"的方法，其次介入治疗医生的技术高低，决定了其介入治疗的效果，另外放疗医生的技术和水平也决定了放疗的疗效。找对医院、找对专家、找对团队、找对方法至关重要。

3. 患者瓦帝达在介入治疗＋放疗后的恢复阶段自我学习并且总结了一套科学、行之有效并易于掌握的方法，堪称恢复阶段的典范式模式，大家可以借鉴学习，特别的是，"心理＋身体"、"内因＋外因"、"西医＋中医"的观点值得推荐。

双驾马车拉动自身免疫"碾压"巨大原发性肝癌

孙洪文　　李广欣博士解读

> 坚持！癌友们，癌症就是一个慢性病，并不可怕！一定要把自己的心态调整好，要对自己有信心，切忌盲目治疗寻找所谓的神医大仙之类的！科技、科学，在不断地发展，延长自己的生存时间，终究有攻克癌症的那一天！

2015年10月中旬，由于持续发热、感冒我在当地诊所就医输液，当时的症状是发热伴右肩疼痛，晚上**肝区疼痛**。这样的症状持续了一个多月。

2015年11月末我在家人的陪伴下前往当地医院做检查，检查项目包含**常规化验**、**彩超**以及**磁共振（MRI）**。检查结果显示肝功能、甲胎蛋白以及各项指标全部超标，影像学检查显示门静脉癌栓，右肝有巨大肿瘤并有少量出血。当时我听到这个消息时，脑袋中一片空白。傻傻地站在医院的门口，心想完了，离死亡不远了，在家人的劝说下回

>>> **肝区疼痛**　原发性肝癌的临床表现多种多样，一部分患者在疾病早期没有任何症状；一部分以胃部疼痛不适作为最早出现的症状；还有些肝癌患者在肿瘤长大到一定程度，就出现肝区（右上腹部）的疼痛不适。这种疼痛通常会持续存在，身体处于某个姿势，疼痛可能会稍有缓解。同时，夜间疼痛加剧，也是这类疼痛的一个典型表现。

>>> **常规化验**　通常指的是血常规、尿常规、便常规、肝肾功能、凝血功能、肝炎检测、常见肿瘤标志物这些检查。通过这些检查，医生可以大体了解身体是否处于健康的状态，并且可以从其中一些异常指标中，寻找到身体某些部位出现异常的蛛丝马迹。

>>> **彩超**　即通常所说的B超检查中的一种，是了解我们身体腹腔脏器、盆腔脏器以及其他一些器官（如甲状腺、乳腺等）结构是否正常的重要的检查手段。由于这项检查操作简便、应用范围广泛、价格相对低廉，所以被用作很多疾病的筛查方法。对于肝脏的检查也是如此。一旦彩超检查发现肝脏长出了异物，通常需要进行进一步的CT或MRI检查，明确肿瘤的大小、形态，并初步判断它们的良、恶性。

>>> **磁共振（MRI）**　在超声检查发现肝脏有

到了家里，这时候，家人已把这个坏消息告诉了亲朋好友，希望找渠道接受治疗。

当晚亲朋好友也帮助联系，这一夜我整夜未眠。首先，想到的是肝癌是癌中之王，我的日子没有几天了；其次，我还有 70 岁的老母，以及妻子和未上大学的女儿，她们以后怎么办？躺在床上反复地想这些问题，只能偷偷地落泪。当妻子发现我落泪的时候就开导我说："你不会有事的，你是福人，一定会治好的，不要怕什么。有我在，你什么都不要瞎想，咱们明天去北京治疗，肯定没事的。"

就这样度过了我一生中最难忘的一夜。第二天，2015 年 12 月 1 日，在妻子、姐姐和朋友的陪伴下我前往北京寻找治疗良策，我的治癌、抗癌之路由此展开，找到黎主任，由于病情较重，在姐姐和妻子以及朋友帮助下，很快为我办理了住院手续，当时黎主任看到我的影像学片子以及各个检查结果也感到很棘手，跟我家人说**先保肝、护肝**和输液，什么手术呀，放化疗呀，都不要做了，病人情况很严重，唯一的办法就是靶向治疗，吃仑伐替尼（E7080）和来那度胺来抑制肿瘤的生长和缩小肿瘤。当时家人听到这个结果很不甘心，就开始拿着我的检查结果跑京城几家权威的医院，也见了很多的专家教授，但是都说没有太好的治疗方案，只能保肝维持治疗，不能手术，不能肝移植，不能介入治疗，不能消融治疗，不能放疗，不能化疗，唉，不得已，我的家人最后只有回去找黎主任，表示就按他的治疗方案吃靶向药。

黎主任把 E7080 和来那度胺的一些临床试验数据耐心地告诉我的家人，如有效率比

占位性病变时，往往需要选择 CT 或 MRI 进行进一步的检查，原因在于超声检查只能由超声科医生通过超声探头探及，并在超声设备上观测到，其他医生只能通过超声医生的文字描述了解肿瘤的特点，而这些是远不够的。进一步的 CT 或 MRI（最好是增强扫描）可以为所有医生提供肿瘤的影像资料，把肿瘤的形态、位置、大小、血供情况、与周围组织的位置关系等信息完全显示出来，这样更便于医生对肿瘤的全面了解掌握，为后续的诊断、治疗提供更为充足的影像学依据。而与 CT 相比，MRI 可以提供多角度、多层面、多序列的更为清晰、全面的影像信息，所以在条件具备的情况下，最好做增强 MRI 检查。

>>> **先保肝、护肝** 我国绝大多数肝癌患者都是在肝炎、肝硬化的基础上发展而来的，长期的肝脏疾病，使得这些患者的肝脏功能往往不是很好，如果像这个患者一样肝脏存在巨大肿块的话，大部分肝脏都被肿瘤所占据，肝脏功能状况更不会太好，如何保护仅有的肝细胞发挥正常的功能，维持正常的生理需求，并且能够耐受住未来的抗肿瘤治疗，通常是肝癌治疗中首先要考虑的问题，可以说正常或接近正常的肝功能，是所有肝癌患者治疗能否成功的基础和前提条件。

例为多少、副作用是什么等,最后我的家人和我说咱们就吃一种新的靶向药,不用手术,也不用介入治疗和放化疗,这倒是我很愿意接受的治疗方案,其实在前往北京寻医的路上,我就和我的家人和朋友说:"如果手术,我坚决不做,必须把我带回来,做任何治疗必须和我说,因为我有知情权利。"

患者在面对一种新的治疗方案的时候,心里是七上八下的,求生的本能使得我们对治疗方案给予厚望,但恶性肿瘤的治疗非常困难,因此似乎总是有一种声音暗示我们不要抱太大希望,这是一种煎熬,平稳度过这一煎熬的心理忐忑太需要医生的帮助了。也正是这一点,我非常感谢黎主任,他多次去病房和我谈这种靶向药在实践中的治疗效果,以及成功的案例。他说:"老孙,你不要有负担和压力,这些药物是有希望的,可以抑制住肿瘤,甚至肿瘤病灶可能会消失,也就是治愈。"这些话给了我很大的希望和鼓励,我也开玩笑说:"主任放心吧,我一定会创造奇迹的。"

我吃上靶向药物之后,在医院里观察了一天,没有特别强烈的副作用,就办理了出院手续,回家使用靶向药物治疗,临走的时候主任嘱咐我说:"老孙安心养病,三个月后来我这里复查。"

我说:"主任你放心吧,我一定会回来复查的。"

在北京住院9天后,我和黎主任道别,于12月9日回到了家里,开始了与肝癌的艰苦斗争。亲朋好友听说我回来后,纷纷来看我,并且相继鼓励我说,科技发达了癌症不是什么绝症,有希望的,好好养病。这一天家人送走了一波又一波的亲朋好友,晚上,几个朋友来我家并且说今晚都不回去了,就住家里聊一聊现在的问题,说话都非常直接且没有一点点掩饰。问我你知道你自己什么病吧,怎么治疗和吃什么药,等等。我就把在北京的治疗方案一一和他们说出。其实在我去北京期间,这几个兄弟也找人多方打听这个病的厉害程度和生存时间,他们也找了很多办法。这一夜我们一直商讨怎么办,讨论到最后还是听我的意见,先用靶向药治疗,看看效果。

一夜很快过去了,早上妻子送走他们之后,我睡了一觉。中午的时候开始发热,出现的癌痛一直持续到半夜。在这期间妻子联系黎主任问该怎么办，主任告诉妻子吃**新癀片**、喝开水、物理降温等方法，第二天早晨发热退掉了。但**中午又开始发热且癌痛**，伴随右肩和肝区剧痛，这样持续了三天之后，家人和兄弟们与我商量去住院，在医院总比家里强，我答应了他们的要求住进了当地医院。住院后症状开始加重，身体剧痛，吃不下东西，睡不着觉，靠**吃止痛药和打吗啡止痛**，最严重的是**大小便全无**，小便有感觉但是尿不出，真是生不如死的感觉，痛得最严重的时候我都想到了要跳楼一死了之。

这样的煎熬又持续了三天，我的家人和朋友看到后非常着急，分别找医生商讨该怎么办，医生说没有太好的办法只能这样维持，只是时间的问题了，要有心理准备了。听到这些，家人和兄弟们都很不甘心，难道就这样看着我走了？就分别找我商量：这样不行，咱们找中医看看能不能缓解一下，最起码要大小便呀。凌晨三点，妻子和我兄弟开车拿着我的化验和报告单，去找中医。

中医专家看到化验单和报告单，分析了我当时的症状后，也很无奈地说不好办，既然我的家人大老远来了，就给我开三付中药，并且说如果能听到肚子咕噜响或排气也就是放屁，就能缓解，当时我妻子和兄弟说你就开吧，我们回去试试。就这样中医给我开了三付中药，最让中医感动的是我的妻子为了节约泡药时间，在附近的一个小商店买了一个饮牛的塑料桶，及时地把药泡上了，中医专家看在了眼里，对我妻子与我兄弟说，如果排气了就给他打电话，他安排一下时间来一趟，

▶▶ **新癀片** 是一种清热解毒、活血化瘀、消肿止痛的药物，在缓解肝脏肿瘤引起的发热症状中，具有一定的疗效，临床中经常作为退热药物来使用。

▶▶ **中午又开始发热且癌痛** 午后低热是肝脏恶性肿瘤的临床特点之一，很多肝癌患者可能都会遇到。一旦出现，在治疗肝脏肿瘤的同时，可以使用一些退热药物结合物理降温的方法对症处理。

▶▶ **吃止痛药和打吗啡止痛** 止痛药是恶性肿瘤患者经常会用到的一类药物。在有肿瘤性疼痛存在的情况下，使用止痛药物，基本上是不会存在药物依赖的。

▶▶ **大小便全无** 在使用止痛药物时，会有一定的副作用，主要包括：便秘、小便排出障碍、头晕、恶心等。其中一些症状在使用止痛药后2～3天后会自行缓解（如小便排出障碍、头晕、恶心等），但是便秘会持续存在，所以使用止痛药的同时，要使用一些通便药物。

看看病人。

回来后，我妻子回到家里把中药煎好，我中午就喝到了中药，喝了三天后症状缓解了，能大小便以及排气了，这时候妻子把这个喜讯告诉了中医，中医第二天把自己的工作忙完后，晚上真的来到了医院给我号脉并且开导我，安慰我把心态放开点，并和我谈了一些轻松的话题。中医走后我和妻子以及兄弟商量，不行咱们就靶向药和中药一起吃，死马当活马医，他们也同意了我的说法，就这样开始了中药与靶向药的联合治疗。

对于患者来说，什么是王道？只有活着才是真正的王道！坐以待毙不如主动出击，奋力一搏！在我身体能够耐受的时候，我开始查阅资料以及案例。人的身体不可能复制，但有相似之处，通过查阅资料，学习了什么是靶向药，以及靶向药的作用和副作用。靶向药（也称作靶向制剂）是指被赋予了靶向能力的药物，其目的是使药物能瞄准只有癌细胞才有的特定靶点，靶向药可以使药物在目标（局部）处有相对较高的浓度，从而在提高药效的同时降低了毒副作用，减少对正常组织、细胞的伤害，就像导弹精确制导一样攻击目标。

第一次从医院看病回家吃药的情况是，吃E7080和来那度胺的剂量分别是 12mg 和 10mg，吃上这两种药物后开始出现**皮疹、疲劳、腹泻、胃痛、关节痛**，两种药物联合用药一个月后，在当地医院化验甲胎蛋白（AFP），**AFP 指标由开始的 46ng/ml 下降到 16ng/ml**，医生也感到很惊奇说这是好的症状出现了，这样更增加了我对联合

>>> **皮疹、疲劳、腹泻、胃痛、关节痛** 每种药物在具有治疗作用的同时，都会有一些副作用。靶向药物、免疫治疗药物也是如此。它们虽然不会像化疗药那样副作用出现得那么频繁、那么剧烈，但是一旦出现，也会使我们的身体遭受很多不适。这位患者出现的这些症状，是仑伐替尼和来那度胺产生的副作用，一旦出现，通常建议患者进行对症处理。例如，用一些皮肤科的外用药（如含维生素E的乳膏）处理皮疹，用止泻药物控制腹泻，用抑酸和保护胃黏膜的药物缓解胃痛等。除了这位患者提到的副作用以外，常见的副作用还包括高血压、蛋白尿、肝脏功能损伤等。所以在口服这两种药物的过程中，应该每2周进行一次肝肾功能检测，血常规、尿常规检查，经常性地测量血压，如果有异常，一定告知医生并进行针对性的处理，如果副作用比较严重，还需要减少药物使用剂量甚至停药。

>>> **AFP 指标由开始的 46ng/ml 下降到 16ng/ml** 评价抗肿瘤治疗是否有效的最佳方法是通过影像检查来评价，如果肿瘤缩小或保持稳定不再增大，说明治疗是有效的，可以继续使用当前治疗方法；如果肿瘤增大或出现了新的

用药的信心。这时候我自己把 E7080 加大了剂量，**增加到 15mg**，随之而来副作用也增大了。这样我就调整了吃药时间，将原来上午 10 点吃来那度胺改为下午 3 点，E7080 则调整到上午服用，吃了几天后副作用有所缓解。吃了 3 个月后怀着忐忑不安的心情去北京复查，复查结果出来后肝功正常，甲胎蛋白正常，肿瘤缩小了 1/3，黎主任拍拍我的肩膀笑着说，联合用药有效，继续努力。

复查回来后继续吃 E7080 和来那度胺两种药物，配合中药的调理。2016 年 8 月（9 个月后）再次去复查，肿瘤缩小一半，各项化验基本正常，化验指标显示有了超强免疫力。黎主任说："老孙你的**免疫力**调动起来了，自身就能杀死癌细胞了，有希望治愈了，一定要努力下去，增加营养，调整身体。"他的话又给了我很大的信心。我对黎主任说："你放心，我一定要战胜它！"

服用 E7080 和来那度胺两种药物联合用药和中药一直持续到 2016 年 12 月末（1 年后），我再次去北京复查，神奇的一幕出现了，原发肿瘤病灶没有活性了，也就是全部坏死了，黎主任高兴地说："老孙，恭喜你，你胜利了。"这时候我和妻子都抱着黎主任眼泪哗哗流，黎主任说老孙回去继续用药，防止复发，就这样 E7080 和来那度胺两药联药和中药我一直吃到 2017 年 12 月，总共吃了 2 年的 E7080+ 来那度胺 + 中药。这次复查后黎主任和我说："老孙，你肝上的肿瘤已经 1 年没有活性了，巩固治疗也已经 1 年了，肿瘤再复发的风险概率已经很低了，是药三分毒，把所有的药都停了吧，每半年复查一次就行了。"

这样我就把所有的药都停掉了，到 2018 年已经 11 个月时，复查肝功能、甲胎蛋白、磁共振一切正常，

病灶，则提示目前的治疗无效，应该更换治疗方案。不过，在治疗过程中，肿瘤标志物的变化情况往往比影像检查中肿瘤的变化情况更早地反映出来，所以，通常可以通过肿瘤标志物的升降，预测目前治疗的有效性。

▶▶ **增加到 15mg** 每个人对药物剂量的耐受性是不同的，在前期的临床研究中，肝癌临床试验的数据显示仑伐替尼的最大使用剂量是 12mg，超过了这个剂量，副作用的发生概率以及严重程度会大大增加，所以超量地使用这个药物是存在风险的，为了安全起见，并不建议患者贸然增加药物剂量，应该在有经验的医生指导下使用，应该在严密的临床监测以及充分的应对副作用出现的临床预案下增加剂量。

▶▶ **免疫力** 机体对肿瘤的非特异性免疫和特异性免疫的总和。肿瘤是机体正常细胞恶变的产物，其特点是不断增殖，并在体内转移。由于肿瘤抗原的存在，势必被机体免疫系统所识别，并由此激发特异性免疫反应，包括细胞免疫和体液免疫。在细胞免疫方面，T 淋巴细胞、K 细胞（抗体依赖性细胞毒细胞）、NK 细胞（自然杀伤细胞）和巨噬细胞对肿瘤细胞均具杀伤作用。肿瘤的

我已经康复了！

　　在我住院治疗以及回到家里的半年中，得到了家人和朋友的日夜陪伴。安慰我，关心我，鼓励我，在这期间妻子以及朋友给我精心调理饮食，吃不下东西，妻子就把食材打成糊状，给我少量进食；给我用水果和蔬菜榨汁喝，调理胃口促使我加速进食；朋友经常带来宰杀好的鸽子、山兔、乌鸡，为我炖汤喝。就这样经过半年的药物治疗和食物调理，使得我身体有了很大的恢复。我的兄弟开车带我，去离家一百多公里处的中医那里看病抓药，整整持续了半年。抗癌路漫长而曲折，这里离不开医生、家人和朋友，正是他们的一路支持和帮助，给了我活的勇气和力量，让我重新站起来，并且过上正常人的生活！

　　下面我介绍一下靶向药 E7080 和来那度胺以及中药在我身体发挥的作用以及感受。当时我的肿瘤巨大，门静脉癌栓，多发肿瘤还有少量出血点，在靶向药的精准打击下，抑制了肿瘤的快速发展并且在短时间缩小了肿瘤，把新长出来的肿瘤和微小的癌细胞扼杀在萌芽状态中。运用中药调理身体各器官，让各种器官正常工作，增强自身免疫力！痛则不通，通则不痛，是中医里的一个最基本的理论，内分泌系统只有通畅了才能有良好的新陈代谢，如果内分泌系统等出现淤滞堵塞，就会生病也就是中医的痛！单纯依靠某一种药物是不行的，只有把自身的正常免疫系统激活，正常发挥自己的衔接功能这才是最好的治疗手段！在饮食方面少食多餐，肉、蛋一定要吃，以瘦肉为主，多吃蔬菜、水果补充身体所需微量元素，常喝酸奶增加胃肠蠕动；饮食以松软为主，生、冷、硬、辛辣的食物切忌不要吃，以免造成胃肠的二

体液免疫主要是抗肿瘤抗体对肿瘤细胞的破坏效应。正常情况下，机体依赖完整的免疫机制来有效地监视和排斥癌变细胞，因此绝大多数个体不出现肿瘤。若癌变细胞因某些原因逃避免疫的监视和排斥而增殖到一定程度时，肿瘤的发生便不可避免。医生在平时临床工作中会检查淋巴细胞总数和 T 淋巴细胞亚群分布就是要看看患者的免疫功能。另外平时检查的血常规中的淋巴细胞绝对值也反映了患者 T 细胞的数量，提示了患者免疫力是否正常。黎主任说老孙的免疫力调动起来了，是看到孙先生的淋巴细胞从降低到恢复至正常了，因此说免疫力被激活了，一旦激活了免疫力，就有可能一直控制住肿瘤，这是免疫治疗的特点。

次伤害加速病情；身体允许的话一定要有适量的户外活动，做一下有氧运动，但是要量力而行，切忌疲劳过度，坚持晚上睡前泡脚增加血液循环，不要熬夜伤神；注意口腔卫生，病从口入，勤刷牙，食物以新鲜为主，以上事项贵在坚持！

黎功教授点评

1. 肝脏上的肿瘤的直径达到19cm，而且伴有门静脉主干癌栓，这绝对是晚期肝癌；预期生命往往不超过3个月，常用的手术、放疗、介入治疗、消融治疗都不能使用的情况下患者已经无瘤生存近3年，这在以前是不可想象的，是科学的进步，特别是靶向药物E7080和免疫调节药物来那度胺的贡献。

2. E7080在晚期肝癌中的近期客观缓解率高达40.6%，稳定率达33%，疾病控制率达74.8%，是一个很好的近期有效率非常高的靶向药物，但是靶向药物有一个缺点是容易耐药，缓解期比较短；来那度胺是免疫调节药，美国Brown大学研究发现，此药在肝癌的客观有效率为15%，但是发现在总共40例患者中，有2例患者已经无瘤生存超过了2年，其中1例已经发生了骨转移，放疗后服用来那度胺3年，肿瘤没有复发，所以我就想到把两种不同作用机制的药物联合使用效果是不是会更好。2015年年末，我就在那些最晚期的肝癌、已经被所有医院拒绝的晚期肝癌患者试用，发现肝癌患者使用后有效率比较高，就在癌友的微信群中传播开来，但是两药没有正式临床试验过，医学界内还不了解，由于随后又发明了三药联合的方法，我就把这种方法称为肝癌"两联疗法"。

3. 癌症患者的心理治疗非常重要，有的患者家属担心患者知道病情后，承受不了压力和打击，为了瞒着患者往往避重就轻，而且有效的治疗，如放疗，应该使用的时候，而不使用，这样实际上耽误了治疗，损害了患者的利益。实际上绝大多数患者经历短暂的压力和痛苦后都能正确面对病情，积极配合治疗，孙先生就是一个很好的榜样。

4. 孙先生具有坚强的心理，典型的北方人的性格，豪爽，大气，通过他的字里行间都能体现出他的坚定的信念。开始不太熟悉时，称呼我为黎主任，熟悉后都是叫我"大哥"，听到这样的称呼，心里热乎乎的，在医患关系有些不太和谐的当下，患者把医生当作自己的亲人，把生命交给医生，信任医生，让医生大胆放手治疗，只有这样互相信任，医生才可能大胆探索，创立新的方法，避免前人重复的老路，闯出并建立一套新的治疗方案。

于黑暗中寻找光明，感恩幸运的遇见

腊 梅　　**李广欣博士解读**

> 回顾我的治疗过程，我如黑暗中找到了一扇希望之门，原本看似没有任何的办法，在一系列的联合用药之下，我夺取了一个又一个的胜利，肿瘤病灶慢慢地消失了。这是一个多么幸运的遇见，很多时候，遇到合适的医生，合适的治疗措施，就是通向希望的一扇门。

除了"动刀"还能怎么办

2014年2月7日，天气还是冷得厉害，北方很多地方下起了大雪。虽然已是农历正月初八，但是年味还未散去，举国上下笼罩在喜庆之中。但是对于我和我的家庭而言，这一天就像是一个宣判日，我们从此加入了浩浩荡荡的抗癌大军中。

我在当地医院查体的时候，一个肿瘤标志物**甲胎蛋白**（AFP）达到了160.4ng/ml，而且B超显示脾脏增厚，达到了5.8cm。体检的医生让我立即找临床医生看看，当时我是既慌张又害怕，找到了我们当地医院的孙医生，孙医生是我几年前在这个医院住院时的主治医生，我对他十分信任，孙医生看完我的检查报告之后，一时还不能做出判断，让我再观察一个月。就这样，我们带着一

>> **甲胎蛋白**　是我们进行原发性肝细胞癌诊断时经常要检测的一项肿瘤标志物，在所有肝细胞癌患者中，有大概70%的比例会有AFP的升高，数值越高，往往提示肿瘤的恶性程度也越高。当然，并不是说如果AFP正常，就一定不会得肝细胞癌，因为有30%的肝癌患者本身这个指标就不升高。AFP不仅是诊断肝细胞癌的重要指标，同时还是预测肝癌治疗是否有效的"晴雨表"。如果当前接受的治疗方法对肿瘤有效，那么升高的AFP往往会降低，反之亦然。临床医生往往会根据AFP的变化趋势，有针对性地对治疗方案进行调整。

种惴惴不安的心情过完假期，由于有心事，我们没有感受到过年的喜庆氛围，心里七上八下的，希望只是虚惊一场。

2014年3月18日，大概一个月之后，我再次进行了抽血检查，并做了CT检查。检查结果出来后吓坏了。甲胎蛋白已经飙升到387.2ng/ml，影像学CT检查是一个主任做的，他做得非常仔细。拿到片子后我们找到孙医生，孙医生仔细看过之后，发现肝左叶后面有一个低密度病灶，医生建议做手术治疗，但是病灶的位置很不好，恰好靠近肝动脉，这个手术是很危险的。我和家人商量一下，决定前往北京再次检查一下，也许北京的专家会有好的办法。

2014年3月24日，即复查一个星期之后，我们便联系前往北京检查，再次进行抽血化验、CT检查。结果与我在当地医院的检查结果差不多，甲胎蛋白数值为395.8ng/ml，白细胞下降至3.44×10^9/L，CT的结果表明是肝部占位。我找到全国著名的大医院的肝脏外科主任，主任看了片子后，他建议马上**切除肝部的病灶**，但是我不想手术，主要是做这么一个手术还是很伤元气的。于是又找到专门做介入治疗的杨主任，杨主任在百忙之中抽出时间帮我仔细看了片子，他说可以不用动刀，进行介入治疗就可以，于是我决定马上治疗。

>>> **切除肝部的病灶** 肝脏恶性肿瘤的治疗方法多种多样，具体选择哪种治疗方法，与肿瘤的分期（大小、数量、有无转移等）、肿瘤周围的组织结构特点、患者身体的状况、后续治疗方法的选择等众多因素有关。对于肝癌而言，如果肿瘤不太大、个数不太多、分布相对局限、没有远处转移、患者身体状况较好，这个时候，通常将手术切除作为治疗的首选方案。

治疗的坎坷之路

2014年3月26日，进行了首次的介入治疗，由杨主任亲自上阵。两小时后我被送到重症监护室。一个月后进行复查，发现甲胎蛋白数值为310.3ng/ml，几乎没有下降，白细胞下降至2.26×10^9/L，说明基本没有效果，介入治疗失败。这个可能因为不同的肿瘤类型，对介入治疗的敏感情况不同，有时候某一个治疗方式就是不管用。这可能就是癌症这个病的复杂之处吧。

万般无奈之下，我也只有不断地寻找其他的办法。我又找到放疗科的刘主任，刘主任在详细了解了我的情况之后，建议我办理住院手续，通过放疗加保肝治疗来控制病情。住了一个月的时间并且进行了放疗，保肝治疗，临近出院时刘主任说只要两年之内不复发就没事了，这一下子给了我很大的信心。从2014年4月出院到2016年的两年时间，我不敢掉以轻心，每个月都复查，随时掌控病情的进展情况，每一次复查时候都像是如临大敌，生怕复查的指标出现异常。但是很多事情，并不是害怕，它就不会来了。

2016年6月14日，大约两年之后，复查时发现**甲胎蛋白又一次升高至130ng/ml**，白细胞下降至3.99×10^9/L，肿瘤在两年之后复发了。2016年6月16日在另一项检查**PET-CT**显示肺部有转移灶，大小为0.3cm×0.9cm。基于这些情况，医生建议我再次治疗，一周

>>> **甲胎蛋白又一次升高至130ng/ml** 肿瘤标志物通常是反映肿瘤治疗疗效以及预测有没有复发的"晴雨表"。在进行完系统治疗以后，病人都要定时地进行肿瘤标志物的检查，如果肿瘤标志物保持稳定或持续下降，说明之前的治疗是有效的，没有出现肿瘤的局部复发或远处转移；如果在复查的过程中，肿瘤标志物进行性地升高了，那么很可能出现了病情的进展，这个时候，病人就要及时地进行全面的检查，进一步明确哪里出了问题。

>>> **PET-CT** 是目前发现身体内较小恶性病灶的最先进的检查方法，这种检查是将PET和CT各自的优势进行完美融合，对于全身各个部位的比较小的恶性病灶，可以通过单一的检查手段就可以清晰显示影像检查结果。在恶性肿瘤复查、寻找原发病灶及转移病灶过程中，PET-CT可以说是一种非常有效的检查方法。当然，在恶性肿瘤病灶非常小（比如小于0.5cm）的情况下，PET-CT也有可能无法清晰地显示，从而导致漏诊，不过与其他影像检查相比，PET-CT的漏诊概率是最低的。

以后，我再次进行了介入治疗，**并在 6 月 30 日做了射频消融治疗**。但是这些治疗并未显示很好的疗效，医生便建议我使用唯一的一种获批的肝癌靶向药物**索拉非尼**（多吉美）。我在 2016 年 7 月 8 日开始口服索拉非尼，一天一次，每次服用一片，一个星期以后就开始出现了副作用，开始不停地打嗝，但是咨询其他使用索拉非尼的病人，几乎没有出现过这个情况，医生便建议我停药几天，但是这似乎根本没有解决问题，当我在 8 月 8 日再次服用索拉非尼之后 3 天，又出现了打嗝症状，迫不得已只好放弃。

2016 年 7 月 9 日，我在青岛复查，检查结果还是没太大区别，甲胎蛋白一直都在上涨。2016 年 8 月 18 日再次到北京检查时结果还是一样，也是甲胎蛋白一直在上升。2016 年 9 月 8 日，我抱着试试看的心态在北京找中医治疗开始吃中药，连续服用了 7 个月的中药，但是效果不大，便停止了口服中药。其实这也见证了我想用中药控制住肝癌，是不太现实。反反复复地折腾，但是都不见效，这让我感到太闹心了，正好这时和一位朋友聊天时，他建议再去北京，找其他肝癌专家看看。

幸运的遇见

2016 年 9 月 8 日，我再次来到北京找到黎主任，黎主任认真地看了以前的片子，并建议我抽血化验，结果一出来太吓人了，甲胎蛋白已经飙升到了 1961ng/ml。黎主任耐心地分析了病情并推荐我使用一种新的药物组合，抗血管生成的靶向药物 E7080，另外加上免疫治疗药物 **PD-1 抑制剂**，每

> **并在 6 月 30 日做了射频消融治疗** 射频消融是肿瘤局部治疗的一种方法，属于微创治疗的范畴。这种治疗方法通过对肿瘤组织进行加热，使肿瘤组织蛋白质变性，达到杀灭肿瘤的目的。在肝癌治疗中，射频消融治疗是局部治疗的一种重要手段。对于大小合适、远离血管且相对孤立的肝脏肿瘤病灶，消融治疗具有很好的治疗效果。同时，消融治疗还通常与手术、介入治疗、放疗等其他治疗手段配合使用，相互取长补短，达到对肝脏肿瘤的完全控制。

> **索拉非尼** 是第一个被批准用于原发性肝细胞癌治疗的分子靶向药物，它既可以阻断促进肿瘤增殖的靶点，又可以阻断促进肿瘤供血血管生成的靶点，所以属于多靶点的分子靶向药。这个药物从开始使用至今已有十年之久，一直被认为是最主要的肝癌靶向药物。目前，一些新的肝癌靶向药物也已经被证实在肝癌治疗中有效，比如瑞格非尼、仑伐替尼、卡博替尼等。

> **PD-1 抑制剂** 这类药物已经被批准用于晚期肝癌的二线治疗，相信随着我们对这类药物认识的不断深入，PD-1 抑制剂将成为肿瘤医生手中最为重要的抗癌武器。

次使用 2 支，同时建议用上免疫细胞治疗。

我至今清清楚楚地记得在 2016 年 9 月 9 日开始服用 E7080，每天 12mg，在 2016 年 9 月 22 日第一次用上了 PD-1 抑制剂，2016 年 10 月 12 日第一次用上免疫细胞治疗，坚持到现在，一个月回输一次。

1 个月后，2016 年 10 月 12 日复查时甲胎蛋白（AFP）从 1961ng/ml 下降至 133.6ng/ml。

2 个月后，2016 年 10 月 27 日复查时甲胎蛋白（AFP）降至 21.58ng/ml。这期间调整治疗方案 15 天使用一次 PD-1 抑制剂。

3 个月后，2016 年 11 月 23 日再次检查，甲胎蛋白（AFP）降至正常值，为 4.5ng/ml，至今 AFP 都在正常范围。

2017 年 3 月 22 日，开始在治疗方案中加上了**来那度胺**。

9 个月后，2017 年 6 月 22 日在当地医院复查时，彩超显示肿瘤液态化，我当时简直是太高兴了，兴奋地彻夜未眠。

10 个月后，2017 年 7 月 13 日复查，做了 CT 和增强磁共振，黎主任仔细观察了检查报告，肿瘤病灶基本上没有了，让我继续坚持用 PD-1 抑制剂，但使用的频率降低了，继续免疫细胞治疗。同一天，我得知检查结果显示肺部转移灶基本消失了，这让我惊喜无比。

>>> **来那度胺** 属于一种免疫调节药物，可以抑制肿瘤滋养血管形成，刺激 T 淋巴细胞产生，同时具有直接抗肿瘤作用。抑制肿瘤滋养血管，就可以使肿瘤得不到充足的营养，减缓肿瘤生长，同时降低肿瘤转移的概率；刺激 T 淋巴细胞的产生，就可以增加自身免疫系统攻击肿瘤细胞的能力。

黎功教授点评

1. 肿瘤治疗的三大方法：手术，放疗，化疗。这三种方法全部是针对肿瘤的治疗，想把肿瘤赶尽杀绝，想法很直接，从原理上讲也是正确的，但是忽略了重要的一点，这三种方法全部是损害性治疗，正如俗话说"杀敌一千，自损八百"，三种方法都影响人体的免疫功能，但是肿瘤赖以生长、生存的环境没有改变，因此即使应用了手术、放疗、化疗，由于生存的环境没有改变，肿瘤仍然容易复发、转移。

2. 肝癌治疗的方法有很多种：手术切除，肝脏移植，血管介入，射频消融，微波消融，无水酒精注射，冷冻消融，放射治疗，化疗，靶向治疗，等等，这些治疗手段掌握在不同的科室、不同的专家手里，而各专业的专家的知识面如果不广泛，只了解本专业的知识，就会出现病人问外科医生，外科医生说"手术"，问介入科医生，介入科医生说"介入治疗"，问射频消融的医生，会说"消融治疗"……使得病人一头雾水，不知道该怎样决定。实际上肝癌患者需要多个专业的医生联合会诊，即多学科联合诊疗（MDT），使得各种方法有机结合，使患者的治疗效果达到最佳。

3. 患者腊梅的情况就是没有进行 MDT，以至于开始阶段的治疗效果不好，病情越来越重。

4. 患者在使用 E7080、PD-1 抑制剂和来那度胺三药联合的 2 年后，在最初治疗的医院又进行了一次 PET-CT 复查，与 2 年前的 PET-CT 检查结果相比，所有肿瘤包括肝脏上的肿瘤、肺部的转移灶全部消失。目前患者每隔 3 个月应用一次 40 毫克的 Opdivo，正常工作如生病前，已经重新恢复健康，回归原先的生活状态。

遇见奇迹：晚期肝癌"三药合璧"

汪 浩　　**李广欣博士解读**

> 经历了生与死，血与火的洗礼，更感觉到了生命的可贵，更加珍惜身边的一草一木，更加疼爱老人，敬重日夜相伴的老伴，关心自己的孩子、兄弟姐妹、同事以及朋友们，更加热爱生活。

我从事建筑工程设计与行业管理工作。发病前的身体状况良好，平时爱好爬山、游泳等活动。

癌症隐袭

2016年10月中下旬开始，我感觉**腹胀，吃东西消化不好**（2016年8月在眼部做了一个小手术，手术后相对以前活动少些。我当时认为此间活动少，所以消化较差），就吃点儿助消化药，无效。感觉腹胀逐渐严重。

转眼一个月后，2016年11月，我去了当地医院看中医，持续吃了两周多的中药，也无效。此期间，身体自我感觉没有其他明显异常，但和同事、好友见面时都说我有些**消瘦**，可能是近期消化不好造成的，也没有特别在意。

>>> **腹胀，吃东西消化不好**
腹胀、消化不良是很多健康人也会出现的不适症状，经常出现时，大部分人都会认为是不是自己的胃部出了些小问题。其实，在一部分肝癌患者中，这种症状也是经常存在的。当遇到这种情况时，最好做一下全面、系统的检查，这样对于疾病的早期诊断和治疗是非常有帮助的。

>>> **消瘦**　在非减肥状态下，短时间内体重的突然迅速下降并不是一种正常的情况，往往提示我们身体的某个部位"出了问题"，所以在半年内体重出现明显降低时，最好做一下全身体检，找到"消瘦"的原因。

吃中药没有明显效果，2016年12月上旬，我去医院进行内科检查，做**腹部CT和腹部增强CT**。2016年12月13日，增强CT诊断结果：肝脏巨大占位性病变，考虑巨块型肝癌并门脉癌栓形成，腹水。我当时看到结果，头脑一片空白。我平时衣食不愁，无忧无虑，爱好运动，喜欢爬山、游泳等，诊断为肿瘤前身体状况较好，不知道肿瘤为什么会找上我！大家都知道，癌症基本是绝症，并且肝癌是癌中之王。肝区多发，病灶**13.5cm×19cm**，门脉癌栓，这种巨型肿瘤更是肝癌中之"王中王"，我觉得疾病来得突然，令人难以接受。我上有八十多岁患有冠心病的老父亲需要每日照顾，还有我的家庭及刚刚参加工作的孩子需要我呵护与关照……这些我都不可回避，也是我不得不面对的现实。既然不幸被癌症选上了，那么我就只好坚强面对。

幸遇良医

确诊巨块型肝癌后，我对我的妻儿及兄妹们隐瞒了病情，更不能让年迈的老父亲知晓，因为对于这种病，告诉他们只能给他们增添忧愁、痛苦与无助，因此自己就开始寻求治疗之路。不久我的亲人们到我看病的医院了解，发现了我的病情，此时我只能如实相告病情。亲人们给我鼓励与精神上的支持，我和我的亲人们共同开始了寻求治疗之路。寻求治疗的路是艰难曲折的，最初到了全国著名的医院看中医专家，我拿出我的确诊报告，专家看后说没有有效的治疗办法，只能辅助一些增强免疫的饮食与补品增强营养维持。

我的亲人们不甘心，乘动车来到北京，随后

>>> **腹部CT和腹部增强CT** CT检查是发现腹腔实质脏器有没有占位性病变重要的检查方法之一。当通过CT检查发现肝脏有肿块（也就是占位性病变）时，通常需要进行增强CT扫描。因为，肝脏肿物有很多种类型，良性肿瘤包括肝囊肿、肝血管瘤、局灶性结节样增生、腺瘤、错构瘤等；恶性肿瘤包括原发性肝癌、转移性肝癌等。这些肿瘤每一种的强化特点（即注入增强剂后肿瘤的影像特点以及不同时间节点的变化特点）是不同的，增强CT扫描为肝脏肿瘤的良、恶性鉴别提供了重要的参考依据。

>>> **13.5cm×19cm** 这样大小的肿瘤在肝脏上已属于非常巨大的肿物，说明大部分肝脏已经被肿瘤所占据。肝脏肿瘤最大径超过10cm就已属于巨块型肝癌。在肝癌治疗指南中，这种情况下通常会建议进行靶向药物治疗或进行姑息对症治疗。可见，患者虽然没有过于明显的症状，但疾病已经发展到了晚期阶段。

遇见奇迹：晚期肝癌"三药合璧"

在偌大的北京城内四处寻医救治，到国内知名的多家肿瘤医院，找肿瘤方面专家求治，各专家看了CT片后均摇头，意见一致：肿瘤过大，表示没有有效的治疗办法，只能辅助增强营养维持，各家医院都开了一些保肝药，抗癌的中成药，加起来一大堆。没有医院能收治，我绝望的心情可想而知，一时我的治疗陷入绝境。此时，我觉得病情在加重，肚子内有**大量腹水**，腹胀感加重，吃不下饭，每天只能喝点稀饭，并且有一段时间整日打嗝，以至于夜里不能睡觉，吃了安眠药也无济于事，一连数日，眼看人一天天消瘦，体重由150多斤降到130多斤，家人和亲属见状也是无能为力，眼看没有了希望，一个活生生的人就要这样……我不甘心，我的亲人们更不甘心。

天无绝人之路。缘分让我遇到黎主任和他的团队，从此看到了生的希望与光明，哪怕仅有一丝丝希望。黎主任经详细了解病情之后，为我做了全面检查，精心会诊，针对我的病情经慎重考虑，为我确订治疗方案，从此迎来了我的病情治疗的第一个转机。他为我制订了PD-1抑制剂联合肝癌靶向药仑伐替尼、来那度胺的治疗方案。我仍然清晰地记得那是2016年12月20日，我开始服用仑伐替尼和来那度胺；2016年12月22日在武警总医院开始PD-1抗体的第一次静脉注射（两周注射一次）。每周化验一次肝肾功能、血常规及甲胎蛋白等，定期监测用药后的身体状况及肿瘤有关进展情况。这是一个国际上发达国家都少用的抗癌力度相对较大的方案，目的在于快速稳定进展中的病情。靶向药对肝脏损伤大，治疗初期肿瘤细胞的大量死亡会对肝脏造成一定负担，因此在两周后，我的肝功能等有关指标大幅度上

>> **大量腹水** 肝癌患者在终末期，也就是最晚期的时候会出现腹水，腹水的出现往往有以下几种原因：①肝功能恶化，导致人体内白蛋白合成不足，由于白蛋白减少，人体内的水分会漏出到腹腔中形成腹水；②门静脉压力增高，营养肝脏的主要血管是门静脉，如果肿瘤侵犯了门静脉，出现了门静脉癌栓，就导致门静脉的压力升高，门静脉压力升高，往往会产生大量的腹水；③肿瘤扩散到腹腔的腹膜上，也会产生大量腹水。无论哪种情况产生的腹水，只要病因不去除，只是依靠利尿剂排水或腹腔穿刺把腹水放出来，只能是暂缓之计，解决不了根本的问题。

升。一度甲胎蛋白达到了 12400ng/ml，转氨酶也一度飙升，谷丙转氨酶最高达到 2200U/L 左右，谷草转氨酶则将近 5000U/L，在指标大幅上涨期间，我还出现了腹水增加，腿脚浮肿现象。肚子因腹水胀得特别厉害，别人都在准备欢欢喜喜过大年，但此时我却在死亡线上与肿瘤在苦苦抗争。身体上的痛苦咬咬牙还能忍受，看不到希望的精神折磨才是无边的煎熬。

2017 年 1 月初，黎主任根据我用药后检查结果的数据，迅速调整了方案，安排了一系列保肝的治疗。原已经因患肝癌而脆弱的肝脏，再经药物损伤，难以承受药物作用，用药同时必须对肝脏进行保护治疗，暂停 PD-1 抗体注射，可以口服靶向药物，待肝功能有所恢复后再继续注射 PD-1 抗体治疗肿瘤，我认为很有道理。由于这个医院没有专门的保肝科室，黎主任建议我去肝脏专科医院进行保肝治疗。于是，我到北京另外一家肝病专科医院的重症肝病科病房接受保肝治疗，在黎主任的转诊建议下，顺利住进了 A 医院的重症肝病科，但保肝期间，A 医院主治医生经询问我病情并经详细检查后，担心进一步服用抗肿瘤药物会造成更严重的后果，要求立即停用所有抗肿瘤药物，包括正在服用的靶向药与正在周期使用的 PD-1 抗体，并说这些药物在国内是没有认证的药物，使用很危险，不能再继续用这些药物。并要求我住院卧床不能活动，因为主治医生见肿瘤太大，担心活动造成肿瘤破裂、肝脏大出血无法救治，可见肿瘤之大少见。几经磨难获得的治疗希望，经这一盆冷水，我的希望又要破灭了。对此我的家人和亲戚十分忧虑与无助，几乎绝望了。我对我的家人和亲戚开玩笑说，我们在京四处奔波寻医救治，肿瘤都经得起考验没有破裂，到了条件这么好的医院还能破裂？肿瘤不会破裂的，我也会注意保护自己的，放心吧。还有我自己感觉用药后 3~4 天，原有的连续数日的整天打嗝，以至于夜里不能睡觉，吃了安眠药都无济于事，不知不觉消失了，在住院期间再次做了腹部增强 CT，结果和 1 个月前的结果对比肿瘤大小没有变化，我心里暗想，药物有效，肿瘤在这 1 个月没有发展，得到了控制。我暗自庆幸，虽然药物副作用较大，但是肿瘤得到控制，肿瘤治疗有希望了，我安抚家人和亲属同时，安心进行保肝治疗。

经过十多天保肝治疗，我的身体素质和肝功能等明显恢复，鉴于我前一阶段治疗肿瘤用药初步见效，我想继续用药，但我的主治医生坚决反对，如果再用那些药造成肝脏的损伤是不可逆的，肝功能再损伤将无法恢复，继续吃这些抗肿瘤药会再次损伤肝功能，一旦造成肝衰，后果将不堪设想。无奈，我带着住院期间的近期检查结果，再次找到了黎主任，表明了我的想法，在住院期间使用治疗肿瘤的药物，即使用药有副作用，医院也能进行处置，如果我回家用药治疗肿瘤，一旦出现较大副作用将无法处置。我的想法得到黎主任的大力支持，在住院保肝同时又逐渐恢复靶向用药，但是仑伐替尼的剂量由开始时的每天12mg，改成了每天6mg（服用治疗肿瘤药物没有告诉住院的主治医生）。

奇 迹 出 现

住院20多天后，肝功能基本得到恢复出院后，继续服用靶向药物，期间克服药物皮疹等反应，同时配合口服保肝治疗药物，每周化验一次肝肾功能、血常规及甲胎蛋白等指标，并将每次化验结果做成图表，便于结果对比和观察治疗效果变化趋势。黎主任根据化验结果，2017年2月8日决定恢复PD-1抗体注射第二针，注射后一切平安，没有出现严重的不良反应，但是全身皮肤上出现了大量的红斑、皮疹，奇痒无比，黎主任说是免疫导致的皮疹，给开了含有激素的软膏，每日涂抹5～6次，并把来那度胺暂时停用。

又经两个多月的三药连续治疗，有关化验检查指标明显好转，但是在腹股沟两侧和颌下出现淋巴结节，大的几乎有核桃大小，小的有枣大小。我以为发生了淋巴结转移，非常担心，再次找到黎主任，黎主任说是用药后，淋巴结中的淋巴细胞在大量产生，也就是在大量生产出战斗部队，属于正常免疫应答现象，是好的现象，这样打消了我的疑虑，身体自我感觉一天天好起来。这样过了4个月，到了2017年4月中旬，我已经能上班工作了，随后我按照黎主任的要求，一边上班一边治疗，这期间黎主任根据化验单的变化，对三药的剂量进行了调整，由于皮肤反应太重，把来那度胺由每天10mg改为每天5mg；黎主任认为上次肝功能指标飙涨，可能是激发了肝脏的免疫反应导致了免疫性肝炎，所以将PD-1抗体的剂量由每两周100mg改为每两周40mg，仑伐替尼仍然维持在每天6mg。经调整用药剂量后3个多月的治疗，到2017年8月进行了全面复查，经化验、磁共振等检查，并经会诊，我体内原发肝部巨型肿瘤已经基本消失，治疗的神奇效果出现在我身上，我喜极而泣，热泪盈眶。此后按照黎主任的嘱咐，我把所有的用药都用小本子记录下来，并把甲胎蛋白、肝功能指标用曲线画出来，以方便黎主任判断，这期间按照要求将仑伐替尼和PD-1抗体的剂量维持不变，把来那度胺每天5mg，改成每2天5mg，一直维持到2017年11月30日，这是一个永生不忘的日子，此时距我开始肝癌治疗已经整整过去了一年，经过全面复查肝脏上没有肿瘤，肿瘤全部消失，出磁共振结果报告的医生看到磁共振片子都不相信，肝功能全部正常，甲胎蛋白 1.6ng/ml。黎主任宣布把所有的抗癌药停掉，肝癌治疗到此结束，以后定期复查就可以了。你可想象那一刻我是多么的激动啊，经历了生死，从鬼门关前走了一圈又回来了，此生谁会有这样的经历！

回想这段时间的经历，惊觉，惊恐，惊心动魄，稍有不慎便是生死之别，半年多后，我取得抗癌的阶段性的胜利。又经过一段时间巩固用药治疗，2017 年 11 月下旬经一系列化验、磁共振等检查发现，经近一年治疗，肿瘤消失且各项身体指标稳定，相关化验指标基本正常，建议来那度胺继续用药，PD-1 抗体和肝癌靶向药仑伐替尼可以停止使用。听到这个结论，我激动地泪流满面、高兴之余将这一喜讯告诉亲朋好友。我信心满满，取得抗癌的彻底性胜利，我在癌症治疗中取得的胜利为癌症病友坚定了信心，对癌症不畏不惧，正确地、科学地面对，积极治疗。

2018 年 6 月，此时距离查出肝癌已经一年半过去了，而且肿瘤消失也已经一年了，我和家人决定去甘肃南部自驾游，我们驾车一周，一路观光，身体毫无不适，倍感生命的珍贵。"懂得感恩和宽容的人，才会生活得非常快乐，最美的风景，不在终点，而在路上；人生就是一场自己与自己的较量；我们要做的，无非就是让积极打败消极，让快乐打败忧郁，让勤奋打败懒惰，让坚强打败脆弱；让我们拥有健康，拥抱开朗，让我们从容地走过每一个春夏秋冬"。感谢我生命中的遇到过的每一个人，特别是在我生病期间给我莫大帮助的医生们，我的家人以及我的同事、朋友们，是他们给了我第二次生命。

> **黎功教授点评**
>
> 1. 治病的第一步是搞清病情，医学上称为"诊断"，如果诊断都错了，随后的治疗肯定是错的，导致误诊、误治，不但不能减轻病情，反而会越治越重。
>
> 2. 肝癌诊断的依据分为病理诊断和临床诊断，所谓病理诊断就是进行穿刺活检，从肿瘤中取出一小块组织，送到病理科，病理科的医生会在显微镜下观察细胞的形态，看是不是细胞发生了癌变，一旦发现了癌细胞，就能诊断为肝癌了，这是最准确的判断方法了，但是许多患者担心穿刺造成的伤害，往往拒绝穿刺。那么第二种诊断方法就是临床诊断了，也就是不通过穿刺的方法，而是依据患者的症状、血液化验、影像检查而确定的方法，主要的标准是患者有肝炎的病史，影像检查发现肝上有肿块，化验检查甲胎蛋白升高。
>
> 3. 一旦确诊为肝癌后，就应该通过全面的影像检查判断肿瘤是早期？中期？还是晚期？肿瘤直径在 3 厘米以下，如果是多个肿瘤的话，肿瘤不超过 3 个，

属于早期，早期可以进行手术、消融、肝移植等方法；肿瘤直径大于3厘米但又不超过10厘米，如果是多发的话，肿瘤超过3个，就属于中期了，中期的方法是介入治疗；肿瘤出现了门静脉癌栓，或出现了其他脏器的转移，如肺转移、骨转移，就属于晚期，晚期肝癌只能用放疗、靶向药物，以及最近刚刚上市的PD-1抑制剂了。

4. 汪先生一经发现，肝上的肿瘤直径已达到19厘米，门静脉癌栓，大量腹水，属于"晚期的晚期"，所以这时候，外科的专家、介入科的专家、消融的专家、放疗科的专家都给予拒绝治疗，就是因为按照以往的经验，在这么严重的情况下治疗还不如不治疗。

5. 汪先生治疗的成功归于药物治疗，特别是PD-1抑制剂起了关键性的作用，但是PD-1抑制剂单独使用，其有效率并不高，仅有15%～20%的病人肿瘤会缩小，而联合用药，其有效率会大大提高。中医提倡"君臣佐使"，在这个联合中，PD-1抑制剂是君，仑伐替尼是臣，来那度胺是佐，胸腺五肽是使。

6. 治疗癌症犹如行军打仗，必须知道如何排兵布阵，在排兵布阵前，必须要摸清敌情，所以治疗前全面详细的检查是必不可少的，检查得越详细，就对病情了解得越清楚，医生对于如何治疗就会越心中有数。不论患者病情早晚，不论患者年龄大小，不论患者身体状况如何，所有病人都是一种治疗手段的模式，注定是行不通的，一定要因人而异，不同的病人采取不同的治疗方法，同一个病人在不同的阶段采取不同的方式，做到治疗个体化，不能照本宣科。

与癌相争，永不放弃

刘佩琦

> "用药如用兵"，此话没有丝毫的夸张。肿瘤治疗用药不是去找某种药到病除的神药，而是对多种药物搭配使用的高超把握。仑伐替尼、来那度胺和PD-1抗体的搭配使用将一个巨大的肿瘤给控制了。这是偶然的治疗案例吗？我想通过我的经历再次证明，三药合璧治疗肝细胞癌是奇迹，但更是"人为"，唯有对肿瘤各种药物的深度理解，运筹帷幄，也才有所谓的治疗奇迹。

和睦生活的"搅乱者"

2015年，我69岁时发现患有**原发性肝癌**。此前的身体状况还算正常，退休后和老伴曾多次自驾走过祖国的东南西北，游览名山大川。虽然血压有些高，但坚持用药一直控制在正常范围。2011年因多次心绞痛发作，做了冠状动脉造影，放了两个支架。此后，每年单位组织的例行体检并没有发现大的问题。

2015年10月体检时，一位面相和蔼的老医生给我做了**B超检查**，他看得很仔细，给我查的时间也很长，让门外排队的人等得有些焦急，不时探头往里看看。见到这种情况，自己也觉得会有什么问题了。老医生检查完后很严肃也很委婉地

李广欣博士解读

▶ **原发性肝癌** 同为"肝癌"，治疗方法截然不同。因此，当提到原发性肝癌时，一定要进一步明确到底是哪种病理类型，这一点非常重要。

▶ **B超检查** 超声检查是肝脏检查的非常简便、有效的一种检查方法。很多肝癌患者在肿瘤不太大时，自身没有任何感觉，往往是在体检时无意中发现的。因此，如果病人本身感染过乙肝或丙肝病毒，或者病人经常喝酒出现了肝硬化，一定要定期进行肝脏的检查，这对于及早发现肝脏的异常病灶非常有意义。而在众多肝脏影像检查中，B超是最常规且性价比较高的一种肿瘤筛查方法。

对我说：你的肝上有一个"占位"，是什么目前还不好说，但你要尽快去大的医院做CT查一下，并再三嘱咐"要快点"！

一个"占位"让我清楚地知道肝上长"瘤"了，由于验血的"肿瘤标志物"指标尚未出来，当时虽然觉得有问题，但还抱有一丝幻想——可能是良性的吧。

两天后的晚上，从电脑上查到我的验血报告，其中"甲胎蛋白（AFP）＞240ng/ml↑（已复查）"。看到这个结果时我脑子里即刻跳出"肝癌"两字！原有的那一丝幻想被击得粉碎。

见到过许多得知患了癌症"绝症"的病人，最初的反应大都是"崩溃"、"绝望"和"痛不欲生"，等等，而我则是**"冷静"**！"冷静"得有点让人难以理解。当时虽然心中多少有一些悲凉，有许多的不舍……但仔细想想与其"怨天尤人，悲观失望"而于事无补，还不如"既来之，则安之"积极应对，争取有一个好的结果。

当时主要的考虑：

- 如何向老伴告知，不要惊吓到她；
- 如何选一个医院，找一个靠谱的医生做检查；
- 何时、用何种方式告知两个都在国外的儿女；
- 隐瞒实情，以平常心态参加即将到来的大学校庆和同学聚会。虽然心中隐隐有那么一丝"最后告别"的苦涩。

几天后，校庆的欢乐，同学聚会的激情都已过去，包括老伴在内没有人看出我有什么异样（我和老伴是同校不同系的"校友"，都去参加了校庆）。

在朋友的帮助下安排好了第二天的CT检查。检查前一天的晚饭后，我将情况委婉地向老伴说明。老伴，一位羸弱女子，体衰多病，相依相伴40多年，得知此事一时如五雷轰顶，泪如雨下，

>>> **"冷静"** 很多恶性肿瘤患者在刚得知自己"身患癌症"时，往往会表现出一种怀疑、否定的态度，认为可能是医院误诊。随着时间的推移，患者常常会表现出焦虑、烦躁，出现明显的情绪波动。再经过一段时间，患者才会逐渐接受现实，情绪趋于平静，并主动配合治疗。这位老人在确诊的初期，就能表现出超乎寻常的"冷静"，确实不易。在得知自己得了肿瘤后，能以一种"既来之，则安之"的态度积极应对，不失为一种正确的心态。

泣不成声。但随即也镇定下来，表示一定要坚强起来，与我一起共同抗争，而且自此以后一直为我的治疗和调养前后奔忙。

第二天，我第一个做了 CT 检查，半个小时后就在医生办公室看到了清晰的 CT 影像。结论是，肝右叶巨大肿物（12.2cm×12.3cm）——**肝癌；肝硬化，脾大，腹水，门静脉及脾静脉增宽**；肝内多发结节，不除外部分结节恶变。主管医生梁主任建议尽快做好住院的准备，然后去找我的那个朋友和子女商量如何治疗。确诊的当天晚上就得知儿子和女儿已动身正在飞往国内的航班上。这让老伴稍稍松了一口气，减轻一点压力，更让我感到欣慰和鼓舞。全家齐心合力与癌症的抗争开始了！

其实我也料到朋友们会第一时间告知我的儿女，在我以后的治疗中也一直得到朋友们的鼎力相助，不胜感激。同时，单位的党组织、领导、同事以及众多学友在得知我的病情后都十分关心。他们或从百忙之中从北京、上海等地赶来看望，或从国内甚至国外打电话或发微信表示慰问，并精心安排、慷慨相助，给予人员和资金的支援。这些都给了我莫大的精神安慰和鼓励，更是我与癌相争的不竭动力。此情此谊，无以为报。写出此文，若能让医生、癌友有些许补益，也算聊尽自己一点感恩之心。

我的癌症看似来得很突然，但事后回想还是有一些事前的蛛丝马迹可查。只是缺少这方面的知识和警觉意识而忽视了，而这也曾让许多人错失了早期发现的宝贵机会，造成终身的遗憾。在此列出我感觉到的几个早期异常，供借鉴。

一是，持续较长时间的不明原因的腹泻。2015 年年初，曾有 2～3 个月的腹泻。每天的次数倒不多，只是一两次，而我过去则经常是便秘和大便干

>> **肝癌；肝硬化，脾大，腹水，门静脉及脾静脉增宽**

在我国，目前绝大多数原发性肝癌是在肝炎、肝硬化的基础上发展而来的。所以大多数肝癌患者往往会伴有严重的肝硬化以及肝硬化的并发症。这里所描述的"脾大，腹水，门静脉及脾静脉增宽"就是肝硬化并发症的表现。在肝癌的治疗过程中，医生在治疗肝脏肿瘤的同时，所面对的往往是一个有着严重基础疾病的肝脏，治疗难度可想而知。需要指出的是，严重的肝硬化以及肝硬化所带来的并发症也是极为致命的疾病，我们遇到的很多肝癌患者，最终会由于肝硬化并发症而导致生命的终结，而并非是被肿瘤夺去生命。

燥。当时并没有重视，反而觉得可以减肥了（我身高180cm，腹泻前体重约85公斤，超重），可见有多无知。

二是，持续较长时间的不明原因的全身皮肤瘙痒，尤其是腿部皮肤奇痒。我个人感觉这应该是肝脏有问题的一个明显信号。因为在以后的治疗中，感觉我的皮肤瘙痒程度与甲胎蛋白的高低变化有一定的相关性。

"围堵肿瘤"的介入手术

儿女们回来后马上去医院了解我的病情，并同当医生的朋友一起找了几位在天津治疗肝癌的专家咨询并会诊。大致的意见是已不能手术，也不建议手术，但都认为必须尽快控制住病情的发展，否则预后不容乐观。一致的治疗方案是先做"介入治疗"以控制病情发展。

第一次的介入治疗定在 2015 年 10 月 31 日。手术前一天验血，只隔了仅仅十来天甲胎蛋白就从 240ng/ml 飙升到 1626ng/ml，可见癌细胞的增长有多快了！手术比较顺利，手术医生很快就找到了给巨大肿瘤供血的血管，迅速注入杀灭癌细胞的药物并将血管封堵，前后仅半个小时。手术中我一直是清醒的，医生怕我过于紧张还不时跟我说话。

推出手术室时，儿女们和老伴立即围上来，关心地问询。我也感觉良好，觉得没有像医生和病友们说的那些可怕的不良反应，中午还轻松地喝了一碗面汤。然而好景不长，半小时后胃部开始疼痛，恶心，很快就把那碗面汤和胃里的残渣全部吐了出来，傍晚体温开始上升，直达 39 ～ 40 度。医生过来看了，安慰说这都是正常的反应，几天就会过去。并且这些副作用在手术前已估计到了，怕我年岁大，承受不了过于激烈的**不良反应**，这次只封堵

>>> **不良反应**　介入治疗有相对较大的副作用，常见的表现为恶心、呕吐、高热、肝功能损伤、疼痛等。根据治疗强度的不同，患者一般在治疗后的 3 ～ 7 天会逐渐缓解。通过积极的对症支持治疗，医生会帮助患者度过副作用较大的这段时期，使患者能够迅速、顺利地从治疗的创伤中恢复过来。

了肿瘤的一多半血管，一个半月后的第二次介入治疗时再处理另外的一少半血管。胃痛和恶心、呕吐的确几天后就缓解并逐渐消失，然而高热却迟迟不退，一直持续了近一个月的时间。其间换过不同的药物，24小时不间断的输液，在医生的努力下体温重回正常。

第一次介入治疗后甲胎蛋白从1620ng/ml降到了448ng/ml，CT影像也反映被封堵的那部分肿瘤已失去活性。

第二次介入治疗基本上和第一次一样，由于有了上一次的教训，介入治疗前后除了补水，术后两天基本没怎么进食。这的确减小了不良反应的折磨，但也有可能是注入药物减少的原因。加上术前就输了控制体温的药物，术后虽有几天体温升高也基本属于低热的范围。

第二次介入治疗后验血发现甲胎蛋白不降反升（>1210ng/ml），CT影像也显示在巨大肿瘤内又有新的血管生成。主管医生认为仍然有未封堵的血管在为残存的癌细胞提供养分，主张做第三次介入治疗。第三次的介入治疗可以说十分艰难，为找到给残存癌细胞供血的血管，我在手术台上躺了近3小时，X射线探头来回地旋转，手术医生也更换了几个，最后还是介入科主任上台才找到那支血管并注药、栓塞，结束了这次手术。

然而术后的反应更加强烈，胃疼、呕吐以至吐血、便血。高热使我昏昏欲睡，一周的时间滴水未进，体重极速下降近10公斤，体力精力虚弱到极点。此时也隐约感到了一丝恐惧……

在经过医生们的奋力救治和子女们精心护理下，自己总算是挺了过来，不过也对继续这种介入治疗有了一些反思。CT影像报告和甲胎蛋白的继续升高也支持了这种反思。这样"围追堵截"的治疗方式能跑过疯狂生长、扩散、变异的癌细胞吗？看到同室的病友有做过近十次的介入治疗，仍然没能控制住癌症的进展，真有些不寒而栗。

初试靶向药物治疗

2016年4月初我的病情继续发展，肝部疼痛加剧并出现腹水。在经多家医院的专家诊断后只能尝试当时国内唯一批准使用的靶向药索拉菲尼（多吉美）。此前我也曾做过基因检测，但结论是目前没有对应靶点的药物，只能是碰碰运气吧。

4月11号开始吃靶向药索拉菲尼，从第一天的早晚各一片到三天后早晚各两片达到推荐的剂量。不久肝部的疼痛有所减轻并逐渐缓解，让我感受到一线希望。与此同时药物的不良反应也随之而来，低热，皮疹，疱疹，从局部到全身，几乎到了"体无完肤"的程度；手掌、脚底皮肤变硬，皲裂；口腔溃疡，鼻黏膜充血……而且皮疹，疱疹奇痒却不能挠，否则出水感染就会更加麻烦；手脚硬皮则有严重的烧灼感，像被烧烫伤那样；而口腔溃疡则让人难以进食，一口温水就可以"烫"得唏嘘不已，但想想这样的磨难能换来病情的好转也还值得，所以一直坚持着。低热就敷冰袋物理降温；皮疹、疱疹和硬皮就涂抹医生开的药膏，减轻痛苦；口腔溃疡则将肉菜蛋粥打成稀糊强迫自己喝下。然而情况的发展并没有按照自己希望的那样，不良反应不但没有减轻，肝部的疼痛和腹水却越来越严重并且白蛋白指标也越来越低（最低时只有 22g/L），几乎到了危险的地步。针对这种情况，一方面做一些对症的治疗，服用消除腹水的药物，适当输入人血白蛋白；为了使自己不因剧烈疼痛而无法睡眠，尽可能地保持较好的体力精力也用上了止痛药芬太尼透皮贴剂。另一方面则在努力寻求其他的治疗方法。

终归，这样的坚持既是对自己负责，也是为了孩子们，更是为了与自己相濡以沫的老伴。因为，孩子们有父母在他们尚有来处，父母不在他们便只剩归途；因为，夫妻两人，走的那个一了百了，而留下的将会更为艰难！

"三剑客"：仑伐替尼、来那度胺和 PD-1 抗体

身体状况的恶化，肿瘤的继续增大，肺部结节的出现也让我的四个孩子（儿子、儿媳，女儿、女婿）倍感焦虑和时间的紧迫。其中女儿学医，持有国内和加拿大的医师资质，还有两个孩子分别在国内或国外从事新药研发。他们发挥各自优势，多方查找国内外新的治疗方法，新药物的研发动态。经过不懈的努力，终于查到有几种上市不久的新药正在做治疗肝癌的三期临床试验，并且还发表了一些效果不错的试验数据。其中有 Opdivo，简称"O 药"；Keytruda，简称"K 药"；以及仑伐替尼，也称为 E7080。他们还找到一些国内介绍癌症治疗方法，尤其是介绍 PD-1 免疫治疗的网站。也正是从这里我了解到 PD-1 免疫治疗的方方面面，增强了"与癌相争"的信心。

通过对这些信息的分析，决定要试试 PD-1 免疫治疗。但看到一些做过 PD-1 免疫治疗的癌友介绍，除个别人去香港治疗，一般都是自己在试用，或在一些小医院输液，而大的三甲医院由于各种原因几乎都没有参与。对此，自己和孩子们

也曾有过一些忧虑,担心这种治疗的风险。而当查到黎主任在做 PD-1 免疫治疗的时候则感到一些希望,因为当时三甲医院给病人做 PD-1 免疫治疗的毕竟还有这一家。虽然如此,但由于受不久前披露出来的"魏则西事件"影响,觉得还是慎重些为好,我的女婿专程挂了黎主任的号,就我的病情向黎主任咨询。多方的信息反馈都是黎主任完全可以信赖。据此,消除了原有的疑虑,开始了第一次的 PD-1 免疫治疗。

2016 年 7 月 4 日,预约了黎主任的专家号,由于女婿上次的介绍黎主任也基本了解了我的病情,但还是再次详细查看了几次介入治疗的手术记录,反复比对了近期的 CT 片。再次耐心详细地介绍了 PD-1 免疫治疗的情况和注意事项,介绍联合治疗的其他两种药(E7080 和来那度胺)的作用……经过与孩子们商议决定选择"K 药"做 PD-1 免疫治疗,主要是"K 药"在肝癌的临床试验规模较大,疗效数据不错;另外是每次治疗都要往返京津,三周一次总比两周一次要少一点奔波的劳累。

中午女婿去取药,下午四点左右开始输液治疗,输液前还打了一针抗过敏针剂,不到一个小时就输液完毕,基本上没有感到有什么不适。输完液后在办公室见到黎主任,他关切地询问了治疗的情况,再次嘱咐了两种靶向药的服用剂量、服用方法、注意事项以及可能发生不良反应的应对措施等。

第二天(7 月 5 日)早起,7 点钟空腹抽血化验肝功能,检查甲胎蛋白,留作以后 PD-1 抗体疗效的对比。同时验乙肝病毒查找患肝癌的根源。下午 2 点 30 分拿到化验结果,甲胎蛋白大于 4000ng/ml,乙肝病毒阴性,肝功能基本上正常但白蛋白较低,迫切需要补充白蛋白。下午 4 点乘车回天津。

到此,第一次 PD-1 免疫治疗顺利结束,前后在北京共待了 3 天。

第一次 PD-1 免疫治疗后,除了两腿感到有些无力并没有其他的不良反应。肝区的疼痛也有了一些缓解,基本上可以不用止痛贴了,让我感到有了希望。然而,腹水却一天比一天严重,由于白蛋白低下加上食欲不振、呕吐,人也再次消瘦,极端虚弱。老伴见此情况,深感忧虑和压力,背着我偷偷向孩子们诉说,几个孩子当即决定让儿子回来接我去美国治疗。2016 年 7 月 25 日在做完第二次 PD-1 免疫治疗后,27 日直接从北京飞往美国波士顿。当时的情况真有些"不堪回首",全身无力,基本上是用轮椅推上和推下飞机的,并在公务舱一路躺到波士顿(因为已无力坐十几个小时)。

在美国的治疗,虽然此前就有联系但是起初一波三折。由于我们每年都会去儿子在美国的家中小住一段时间，有固定的家庭医生，一位印度裔美国人巴苏博士（Gaurab Basu，MD）。家庭医生看到我的情况后决定马上转到医疗条件和经验更好的麻省总医院治疗，然而却一直预约不到相关的专科医生。他们的门诊时间都要排到一两个月之后了。还是巴苏医生专门找到肿瘤中心，说明情况紧迫才调整了时间，更早见到了专科医生朱主任。这时已在家庭医生那里和麻省总医院分别验了血，记得第一次见朱主任时的验血结果，真是让人大吃一惊。经过两次PD-1免疫治疗后，甲胎蛋白就从大于4000ng/ml降到了132ng/ml。朱主任详细询问了我在国内的治疗过程和用药情况，对比了我在国内的各项检验指标后，首先感慨国内对肝癌治疗的前沿信息已经非常了解，初步肯定黎主任的治疗方案，只是认为三种药物一起使用对于高龄患者是否过于激烈尚需斟酌。针对腹水依然严重，开了两种消除腹水的口服药，还让他的助手帮我预约了一个增强CT，安排好下次看病的时间，等CT片出来后再确定以后的治疗方案。

可能是受到验血指标转好的鼓舞，也可能是心态好，环境好的影响，更大的可能是PD-1免疫治疗的效果，从那时起，感觉自己的身体状况逐渐好起来。

一周后再次见到朱主任，他让我一起在电脑上看了CT的三维影像，从不同角度，放大、缩小，一层一层将胸腹部的各个器官看得一清二楚。他认为PD-1抗体和靶向药的联合治疗起了作用并且效果不错，鉴于目前的身体状况可以继续一段原有的治疗方案。但是由于这三种药物虽然都已经批准上市，却都还没有被美国食品药品监督管理局（FDA）批准用于肝癌的治疗，因此只能介绍我去美国西部的西雅图肿瘤中心做PD-1免疫治疗，其他的检查包括CT以及疗效评估等仍在麻省总医院做。

第一次去西雅图做PD-1免疫治疗是老伴陪着，儿子送我们去机场，女儿、女婿、外孙女专程从加拿大的温哥华开车到西雅图机场接我们，然后去肿瘤中心。以后的几次治疗也都如此，或是儿子陪同往返西雅图。回想国内几次介入手术，女儿床前照料的五十多天形影不离；儿子每次都从美国匆匆赶回，整夜相守；还有女婿、儿媳不辞辛苦地四处奔波、联系医生和药房……孩子们的孝顺和不懈努力让我感到十分欣慰和幸福！都是苍天的眷念和恩赐，哪怕还有再大的苦痛和不堪，我都要勇于应对，永不放弃！

联合治疗持续了一段时间，身体状况也日见好转。当然其间也受到药物不良反应的困扰，主要是流鼻血和牙龈出血。询问了朱主任，他认为可能是服用的E7080剂量过大（每天12mg），建议适当减量（每天6～8mg）。减量几天后流鼻血确有好转，但一段时间后，甲胎蛋白却有少量上升。在朱主任建议的基础上，自己曾尝试着做过两种药物不同剂量的比对，比对的指标是甲胎蛋白值以及自身状态的变化。大致的情况是 E7080 剂量的增减与甲胎蛋白值的升降有相关，但数值变化不是太大，变化也比较缓慢；而与流鼻血的严重程度相关性较大，变化快，两三天即有反应。来那度胺剂量的增减与甲胎蛋白值的升降相关并且数值变化较大；而与流不流鼻血基本上没有关系。在我 2017 年 6 月回国之前，朱主任曾对我说：使用来那度胺治疗肝癌还是有一定的实证依据的，药厂曾做过来那度胺治疗肝癌的 II 期临床试验，部分数据还不错，只是不知什么原因厂家停止了后续的试验。

看来这三种药物的联合治疗是一个最佳选择。

与癌相争，我将永不放弃

随着身体状况的逐渐向好，亲友们也倍感惊讶和喜悦。为了放松一直紧张的身心，让心情更加好起来。除了每天外出散散步亲近大自然，孩子和亲友们还分别陪我们游玩，让我们感受大自然的美妙和生活的美好。

事物的发展总不是一帆风顺的，尤其在癌症的治疗上。

2016 年 11 月初在麻省总医院做了一次 CT 和验血检查，结果是有喜有忧。

首先是肝功能正常，白蛋白也恢复正常，但甲胎蛋白却从两个多月前的 132ng/ml 升高到 392ng/ml。CT 片子的三维立体成像非常清晰，对比 2016 年 8 月的 CT 片子，肝脏、肺部基本没有变化，个别肺部节结还有缩小，原来严重的腹水基本上也没有了。但在两个支气管之间发现一个新的病灶，朱主任非常关注这个新的病灶！虽然当时没有什么症状，但要我密切注意，如果有症状，如严重咳嗽、咯血、呼吸困难则要马上联系他。他也在考虑用什么办法来治疗这个病灶。新状况的出现的确让人又多了一份纠结。为了缓解我的思想压力，调节一下不良的心态，圣诞节前儿子带着我和老伴及他们小家四口，一起去了阳光灿烂、温暖和煦的加勒比海乘游轮旅游。期间，一扫之前的纠结，心情大好。体重有了增长，精力也更充裕，为后面的治疗打下好的基础。

麻省总医院的朱主任也一直惦念着我肺部的新病灶，提前在 2017 年 1 月中旬又做了一个 CT。这次发现支气管之间的病灶比两个月前又有增大和继续发展的趋势。随后请来放疗科的医生会诊，拟用放疗处理这个病灶。放疗方案的制订十分慎重，又做了一次CT检查以精准确定病灶的性质、位置和大小。初步的治疗方案是3个疗程15次放疗，在做过3次放疗后又减成了12次放疗。治疗之前放疗科的医生反复介绍了治疗过程、注意事项，尤其是可能出现的副作用和他们准备的应对措施，并且一再叮嘱一旦有这些副作用出现要立即联系他们处理。同时还认真示范如何在前后胸部皮肤上涂抹防损伤的药膏等，以此缓解患者的疑虑，增强信心。放疗结束，前后胸部的皮肤完好无损，也没有胸部呼吸困难，只是在吞咽食物时感觉有一点儿刺痛，一周后就消失了。两个月后，从CT影像上看到支气管附近的病灶已经大大地萎缩，而其他部位则未受影响。验血的结果甲胎蛋白进一步下降，只是免疫力低下的状况没有什么改善，成为一个隐患。

一波未平一波又起，2017年2月底脖子右后侧出了一个小红疹，开始以为是"上火"，没太在意，可是两天后红疹就蔓延到了脖子前后和头部，局部疼痛严重。看了家庭医生，诊断是"带状疱疹"，是免疫力低下造成的。带了一周的口服药回家观察。第二天傍晚家庭医生来电话询问病情的变化，得知又扩大到脸部并且有液体渗出。医生感到病情发展凶险，随即联系医院急诊部让我当晚务必去看急诊。

2017年3月3号（周五），因严重的带状疱疹去看急诊。又因疱疹病毒属于神经性病毒，医生怕影响到视神经决定马上收治住院，做进一步检查。住院期间经眼科、神经科、病毒科等专科医生的检查，确认当时尚未影响到视神经。采取了常规的治疗方法。经治疗病情迅速好转，于3月9号晚上出院回家，共住院7天。出院后仍口服一周抗疱疹病毒的药物，之后疱疹结痂自然脱落，基本上痊愈。在国内也曾见过得带状疱疹的，都是苦不堪言，好像治疗时间也挺长。我能这样快的治愈，也算是幸运吧。我查了一下，治疗用的药品和国内的一样，可能生产厂家不同，疗效也不同吧。

另外，我能感到的明显区别是输液给药的控制。国内8小时一次，护士很快输完，血药浓度呈现忽高忽低的波动。这里则是24小时一直在输液，精准滴注，始终保持最佳的血药浓度，既充分发挥药物的作用，也减少药物对肝肾功能的损伤。

再有，每天晚饭后护士会征求病人的意见，是否需要止痛药，她们一般会建议病人用一点，以保证有良好的睡眠。当然最终还是尊重个人的选择。能睡好觉，有充沛的体力也是较快治愈的一个因素。

不知什么原因，随着用药时间的延长，我的免疫功能却在逐渐降低。白细胞计数不到3×10^9/L，粒细胞数量也低于正常指标。这使得我的治疗在一段时间里呈现"不温不火"的状态，止步不前。肿瘤虽有缩小但过程比较缓慢，甲胎蛋白也一直在 80μg/L 左右徘徊。朱主任建议我先停用一种靶向药，待免疫力提升上来再考虑是否可以用其他方法让治疗有新的进展。可是由于我在美国居留的时间有限制，只得在 2017 年 6 月初离开美国回国。

回到国内后立即在天津肿瘤医院做了增强 CT，经与 2016 年 6 月的 CT 片对比，医生看过后都大为惊异，认为治疗的效果已经很好了。但对进一步的治疗则都是要做自身调理，提升免疫力。根据几位医生的建议也看了中医，吃中药调理，同时仍坚持 PD-1 抗体与一种或两种靶向药的联合治疗，2017 年 9 月和 10 月的两次验血结果表明免疫力在缓慢提升，甲胎蛋白也在缓慢下降。10 月初的 CT 显示肿瘤略有缩小，部分结节消失。

2018 年 8 月 1 日，黎主任组织了第一次医患交流，肿瘤科普会，我也参加了，当时情况较好，只是甲胎蛋白略微升高。

2018 年 9 月由于白细胞总是处于低水平，我自作主张，把两种靶向药都停掉了，血液检查结果发现甲胎蛋白又开始上升了，升到了高于 300ng/ml，我及时将上述情况汇报给黎主任，黎主任建议我再做一次 PET-CT，查查到底有活性的肿瘤在哪里，以便有针对性的采取措施。随后我到北京协和医院做了 PET-CT，结果发现在原发肿瘤的内部只有一个直径大约 2 厘米的活性结节，全身其他部位，包括原来肺上的转移灶，都已经消失了，黎主任建议我接受放射治疗，用放射治疗把肝脏上还有活性的肿瘤消灭掉。

总结近 3 年来从最初查出"癌症"，到寻医问药和几个阶段的治疗，深切感到：

首先，一定要有一个好的心态。心态好、心情好能增强自身的免疫力，甚至增强药物的疗效。而惊慌失措、怨天尤人不但于事无补反而会受其害。

其次，要客观冷静，慎重选择一个适合于自己的治疗方案。方法对则事半功倍，"有病乱投医"大都是事倍功半，甚至贻误时机。选择时要多与医生沟通加深了解和信任；要多利用网络资源获取并鉴别有用信息；也要多方比较，选择一个看起来不一定最优但一定要最适合于自己的方案。

最后，要坚持不懈，决不放弃。癌症的治疗，多不会一帆风顺，"一战而胜"只是个别幸运的人。

以上只是个人的一点点切身体会，愿与癌友们互勉和分享。

总之，与癌相争，我将永不放弃！在此，特向给予我精心治疗和帮助的医生致以衷心的感谢！

黎功教授点评

1. 肝癌以前被称为癌中之王，说明其恶性程度高，治疗手段少，治疗效果差，病死率高，往往从发现肝癌到去世仅仅3个月左右的时间，而且由于肝脏内部没有神经，发生肝癌了也没有症状，只有肿瘤生长到很大，侵犯到肝脏表面的被膜时，才会出现肝部隐隐作痛、胃部不适等不典型的症状，而这时肿瘤已经往往是晚期了。

2. 2018年以前，晚期肝癌治疗的药物，全球公认有效的仅仅有一种，为索拉菲尼（多吉美），商品名很好听，既吉利又美丽，但是临床实际效果并不理想，有效率低，而且副作用不小。

3. 现在晚期肝癌有新的药物了，2018年美国FDA批准了PD-1抗体（商品名Opdivo，通用名Nivolumab）用于肝癌治疗，2019年美国FDA又批准了仑伐替尼（以前名字为乐伐替尼，代号E7080）用于肝癌治疗，迎来了肝癌治疗的春天，实际上把仑伐替尼+PD-1抗体一起用于晚期肝癌，效果会更好，这是我自己的临床经验总结出来的，而在此基础上再加上免疫调节剂来那度胺效果会更好，这是经我的临床经验验证的，我称之为肝癌"三药联合"。

4. 研究发现在使用PD-1抗体的时候，如果PD-1抗体效果不好，这时加上放疗可能效果会提高，因此放疗+PD-1抗体联合的研究是未来肝癌治疗的一个方向。

5. 刘先生身患肝癌并发双肺转移，经"三药联合"加上放疗的综合治疗，3年后仍然如正常人一样生活、旅游，不能不说这是医学科技的进步，归因于新的靶向药物仑伐替尼的出现和免疫药物PD-1抗体、来那度胺的使用。

6. 2018年诺贝尔生理学或医学奖授予美国免疫学家James Alison和日本免疫学家Tasuku Honjo，以表彰他们在癌症治疗领域所作出的贡献，把最高的诺贝尔医学奖同时授予PD-1/PD-L1研究的开拓者，说明了他们对肿瘤治疗领域的贡献，更说明了免疫治疗在肿瘤治疗方面的突破性进展。未来会有更多更好的免疫药物用于癌症治疗，癌症治疗的疗效也会越来越好。

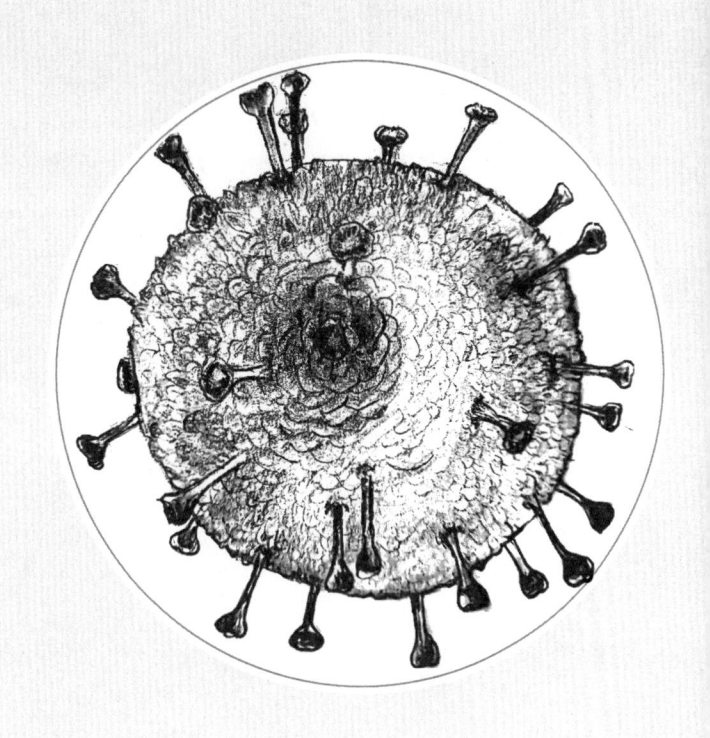

鼻咽癌篇

劫后重生：与鼻咽癌共舞六年记

蒋茹荦

> 得了癌症怎么办？我有四个字送给和我一样得了癌症的朋友：承受，坚强。这个病既然得了，长在自己身上，谁也替不了你，你哭如此，叫也如此，尤其在病魔的折磨中，在治疗的毒副反应中，其间的痛苦，难受只有自己承受，别人无法替代。你可以讲给你的家人让他们想办法减轻你的痛苦，但最终还得自己承受。还有两个字就是"坚强"，看到你得了这个病，亲人比你还着急还痛苦，对一些经济条件不好的家庭，家人还要举债借钱，这时你必须坚强，你不慌不乱家里才能安宁。

每一次都在徘徊孤单中坚强

每一次就算很受伤也不闪泪光

我知道我一直有双隐形的翅膀

带我飞飞过绝望

……

我知道我一直有双隐形的翅膀

带我飞给我希望

……

想您应该听出来了，这是张韶涵的《隐形的翅膀》，我时常哼唱着这首歌，这首歌已陪我在抗癌这条路上不知不觉走过了七年。从2011年偶然诊断为**鼻咽癌**，一生坎坷的经历没有让我将患这种病作为"坏运气"，而是将每一线

李广欣博士解读

>>> **鼻咽癌** 指原发于鼻咽部的恶性肿瘤，它是最常见的头颈部肿瘤，有研究认为与EB病毒的感染有一定的相关性。鼻咽癌在我国的发病率并不低，尤其在广东省高发，因此也俗称为"广东瘤"。这个病早期不易被自身发现，发展到一定阶段后，有的患者可表现为鼻涕中有血丝，有些表现为颈部有包块，还有些表现为头痛、听力下降、耳鸣、看东西有重影等，但每种症状都没有特异性。因此，如果正常人出现上述症状，一定不要忽视对鼻咽部的检查。几乎所有的鼻咽癌细胞都被EB病毒感染过。这种感染很常见，世界上大多数人都被这种病毒感染过，虽然目前它的发病因素还不是完全清楚，但科学家认为主要是由于基因和饮食习惯导致的。病毒感染和很多癌症息息相关，如HPV（人类乳头状病毒）与宫颈癌，HBV（乙肝病毒）与肝癌。

温暖阳光、希望收纳，成功地通过了上天的又一次考验。

一口血痰所引发的事儿

我喜欢《隐形的翅膀》这首歌，好像这首歌就是为我写的一样。我幼年丧母，中年丧夫，带着两个儿子坎坎坷坷生活了二十年，两个儿子终于长大成人并完成了学业，双双研究生毕业成家立业，孙子孙女活泼可爱。我终于看到所有梦想都开花，按说我可以好好享受人生了，可老天又给我来了一个大考验。

2011年10月同事说她**耳鸣**要到医院检查。我因为肾病，多年前就耳鸣了，按照中医讲这应该是肾虚所以也没当回事，碰巧这段时间在疼痛科治疗腰疾，有一天要等待的时间很长，也就挂了耳鼻喉科。检查完耳朵，我说前几天接孙女回来的路上吐了一口血痰，量很少但可以看到鲜红鲜红的，嗓子也不痛，但是说者无意听者有心，当时给我看病的屈医生凭着丰富的临床经验就说做个**鼻咽镜**吧，那时我也不知鼻咽镜为何物，就答应了。当医生要给我喷麻药的时候我说这么麻烦就不做了，屈医生劝解我说"年纪大了检查检查吧"。检查时发现有东西就取下来做了**病理检查**。我因为肠息肉每次肠镜都取下东西做病理检查，因而做鼻咽镜取下东西做病理检查我也没一点儿心理戒备，以为取下东西做病理检查也就是常规检查而已。一周后到服务台取结果，检

▶▶ **耳鸣** 鼻咽位于鼻腔的后方，在这个位置长肿瘤后，可以导致连通鼓膜与鼻咽腔的通道不再通畅，出现中耳炎的症状和体征，主要表现是耳鸣和听力下降，因此，在临床上，有不少鼻咽癌患者是因耳部症状就诊而被发现的。

▶▶ **鼻咽镜** 顾名思义，是检查鼻咽部形态以及解剖结构是否正常的医学检查仪器，目前的鼻咽镜主要为纤维鼻咽镜，可以在直视的状态下，详细观察鼻咽部的各个形态，一旦鼻咽部出现新生物，就可以通过鼻咽镜直接观察到，而且可以取一部分新生物组织进行病理化验，明确是不是恶性肿瘤。

▶▶ **病理检查** 在各种内镜的检查过程中，一旦发现有新生物、赘生物等异物存在，病理活检是必不可少的检查步骤。内镜本身配有活检钳，可以钳取一部分新生物组织，这些组织被送到病理科以后，病理科医生会将组织标本制成切片在显微镜下观察，可以辨别出组织的良、恶性。不仅如此，这些组织切片通过免疫组化的特殊染色，可以进一步辨别出肿瘤的病理类型、恶性程度以及一些特殊蛋白质的表达情况，不仅可以协助明确诊断，还可以为后续的肿瘤治疗提供依据。

查结果是**鼻咽癌低分化鳞癌**。看到结果时我怔住了，我没任何感觉，这怎么会是癌呢？拿着报告上楼到耳鼻喉科找原接诊的屈医生。屈医生看过报告，然后看我一脸迷惑的样子说："是癌，病理检查是金标准，住院吧！"

开了住院单到耳鼻喉科病房等床位。我迷迷糊糊回到了家。我到医院看过癌症病人，在我的认知里癌症病人就是躺在病床上插着管子毫无生机的那样，我好好的怎么就成了癌症病人了呢？不巧早上儿子给我打电话说他感冒发热了，所以中午不到我这吃饭了。我想孩子感冒发热我也不能告诉他啊，况且告诉他又有什么用呢？我一个人坐在沙发上发呆好无助啊！老天怎么又来折磨考验我了呢？难道二十年的磨难还不够吗？

我就这样一个人坐了很久很久。临近中午我拨通了一个医生朋友（我同事爱人，原儿科主任）的电话告诉她我的情况，她叫我不要着急，把标本借出来到肿瘤医院再做一次病理检查。我草草吃了口饭想休息一会儿，但是头脑乱哄哄的，不断躺下又起来，站起来感觉腿软绵绵的只好求助同事到医院等我，陪我借出标本同去肿瘤医院。在肿瘤医院的检查结果一模一样，鼻咽癌铁定的了。看了医生说需**放射治疗**，要到放疗科就诊。晚上我给鼻子得过病的老学哥打电话才知他前几年得的就是鼻咽癌。他劝我千万不要着急，他是放疗无效又在协和医院做的手术。次日一早他学医的女儿就给我来电话讲要放疗，一定要**调强适形**放疗。老学哥又来了电话，帮我约好了协和医院曾给他看过病的专家。这次我在电话里哭了，我真不知下面的路如何走下去！是恐慌？！是绝望？！是愤恨？！老学哥一家不放心我，他的爱

>>> **鼻咽癌低分化鳞癌** 鳞癌是鳞状细胞癌的简称，它是鼻咽癌一种最为常见的病理类型，占到了鼻咽癌总数的 95% 以上。低分化描述的是肿瘤细胞的分化程度，也就是说与正常细胞相比，到底差别有多大。根据分化程度的不同，肿瘤细胞分为了高分化、中分化、低分化和未分化，其中分化程度越高，说明与正常细胞的差别越小，恶性程度也就越低。低分化鳞癌，能够提供的信息：这种恶性肿瘤是一种鳞状细胞癌，同时恶性程度比较高。

>>> **鼻咽癌的放射治疗** 鼻咽位于颌面部的深层正中位置，被眼眶、颅脑、鼻腔、口腔所包围，众多供应颅脑的重要血管以及颅脑发出的神经都紧邻鼻咽。它的特殊位置，导致对这个部位进行手术会十分困难，稍有不慎就会引起周围重要器官的损伤，或者无法控制的出血。因此，这个部位的肿瘤，手术并不是首选方法，放射治疗才是首选。放疗这种局部治疗方法属于无创治疗手段，通过特殊的医疗设备，可以把高剂量射线直接输送到有肿瘤的部位，对肿瘤进行毁灭性打击。

>>> **调强适形** 调强适形放疗（intensity modulated radiation therapy，IMRT），简称调强放疗，是三维适形放疗

人又来电话安慰我。两天五个电话从郑州、杭州打来，至今我很感谢他们在我最无助时给予我的帮助和关爱。第二天中午儿子过来问我病理结果，看我支支吾吾，儿子就再三追问，我告诉他鼻咽癌。儿子说："妈，没事的，我们办公室老陈得肠癌好几年了，现在身体都好好的。"看见儿子我镇静了一些，二十年我坚持下来就是一个信念：不能让孩子没有爸又没有妈！妈在家在！我幼年丧母早早失去母爱，我要让我的孩子们更长地享受到母爱的温暖。母爱使我坚强！下午放学到学校接孙女顺便看了几个托管班，我要治疗了肯定照顾不了她了。

相信医生是抗癌成功的关键

当天中午儿子知道我得了癌症后，晚上下班后儿媳也来了，讲到治疗的事就想到他们家楼上尹主任在东郊上班，好像是肿瘤医院的，急忙回家上楼打听，果然是在肿瘤医院上班。但是考虑到离家近方便治疗，尹主任给推荐了黎主任。第二天儿子就陪我找到黎主任。可能这就是缘分。选对医生很重要！选到一个好医生更重要！

清楚地记得第一次见到黎主任，主任劝我别紧张，告诉我癌症是个慢性病不是绝症，是可治愈的。癌症是个慢性病我是第一次听到，慢性病这几个字我可不陌生，多年来我就患有高血压、肾病、心脏病多种慢性病。**癌症也是慢性病**，这句话让我少了恐惧多了治疗的信心。讲到治疗方法主任耐心地讲的一种高级形式，它可以对照射野内的剂量强度按照一定要求进行调节。在以往情况下，一定范围内的放疗照射野中的放射线剂量强度是统一不变的，然而在这个特定的照射野中，既有肿瘤组织，又有正常组织存在，这就导致肿瘤组织照射了多大的剂量，正常组织也照射了多大剂量，这样必然导致在杀灭肿瘤的同时，正常组织也受到了毁灭性打击，从而导致非常严重的副作用。而调强放疗则不同，由于存在照射野内的剂量调节，这样就会出现照射野内该高的地方（肿瘤组织）剂量会高，而该低的地方（正常组织）剂量会降低，通过这种调节，在保证肿瘤被消灭的同时，正常组织也会得到最大限度的保护，从而使放疗副作用大大降低。

▶▶ 癌症也是慢性病　目前"癌症也是慢性病"的观点已经被越来越多的人所接受。长期以来，由于癌症的高死亡率，导致人们通常会"谈癌色变"，认为癌症完全是"不治之症"。其实，并非如此，很多早期癌症经过局部治疗（如手术、放疗）就可以达到根治的效果。随着目前医疗水平的不断发展，医学专家对肿瘤认识的不断深入，目前很多类型的恶性解鼻咽癌为啥首选放疗。鼻咽的位置正好在头的中心，邻近颅底，附近又有重要的血管、神经通过，且非常容易发生颈部淋巴结转移，难以用手术方式将肿瘤彻底清除干净。放疗对鼻咽癌是十分有效的治疗手段，鼻咽癌首选放疗。另外我患的**低分化鳞癌对放疗更敏感**。

要治疗就要先检查，磁共振检查要排队等待，一出结果后，黎主任就第一时间看片子，舒医生第二天下午就**建模做罩**，在之前舒医生一直在**做计划**。周一黎主任就亲自**摆位**，就这样很快放疗开始了，使用的放疗策略是三维调强适形放疗。

放疗时没有任何不适，只听到机器转动的声音，从进去到出来每次近半小时。当放疗了八次时左脸就开始有些**水肿**了，主任嘱咐少到人多的地方去。放疗十几次后，放疗的反应加上感冒引发的激烈咳嗽，这些让我连续三个晚上都无法平躺入睡，我只能一夜一夜地坐着、

肿瘤已经可以被我们很好地控制，恶性肿瘤已经从之前的"不治之症"变成了现在的"部分可治之症"。同其他慢性病一样，癌症也可以通过不断的治疗得到长期的控制，在经过系统治疗后，很多癌症患者完全可以获得长期的"带瘤生存"。

▶▶▶ **低分化鳞癌对放疗更敏感**　无论是放疗还是化疗，通常对生长快的细胞杀灭能力更强，而分化程度越低的肿瘤细胞，它们的生长越迅速，增殖能力越强大。因此，低分化的恶性肿瘤，往往对放疗、化疗比较敏感。

▶▶▶ **建模做罩**　放疗是由多个步骤、多类人员分工协作、序贯完成的一个"系统工程"。在正式治疗之前，医生需要对患者进行体位固定，目的是使患者在每次放疗时保持身体位置的一致性（只有这样才能保证每次放疗时体内的肿瘤位置也是固定不变的），这也就是患者所说的"建模做罩"。

▶▶▶ **做计划**　计划设计的工作通常由医生和物理师共同完成。由医生勾画确定肿瘤和相关器官的位置，随后由物理师在这个基础上设计照射方案，一个好的治疗计划需要在保证治疗效果的前提下，尽可能减少正常组织照射到的剂量。

▶▶▶ **摆位**　放疗前的最后一道工序就是"摆位"，此时放疗医生、物理师、技师都要在场，再一次验证照射的部位是否是肿瘤部位，一经确认，之后整个放疗过程，就按照确认的位置照射完成。

▶▶▶ **水肿**　软组织水肿是放射治疗过程中经常遇到但也通常无法避免的副作用。在常规照射时，通常在10次左右会出现，在这个时候不要过于担心，如果症状非常严重的话，医生会给予一些抑制水肿的药物进行对症处理。随着治疗的进行，这种症状会逐渐消失。

靠着。**吃饭也困难了，嗓子痛得厉害**，早晚只能吃点儿粥、喝点儿鸡蛋面汤，中午吃米饭已痛得无法下咽。不能吃、不能睡我就要崩溃了，我甚至后悔选择了放疗。我还能坚持吗？

早上再去放疗时，在放疗科遇到了黎主任。感受到了他的关切和鼓励，很清楚地记得他对我说："痛吧？很痛的，我给你想想办法。"这些话像是及时雨滋养了我的信心和给了我坚持下去的勇气。因为很多网友说到他们的主治医生一般都是说"正常反应，都这样"。患者视医生为神圣的，对医生的信任无与伦比。所以几句关切和鼓励的话，就给了一个患者和家庭坚持下去的勇气。

至今我还忘不了主任说话时的眼神，那里有满满的同情，满满的心疼。当我说谢谢主任！主任说："谢啥，您不就像我的母亲一样吗！"你把患者当亲人，患者视你为恩人！主任给我开了激素和止咳药做雾化，很快我的嗓子就好多了。放疗对脖子**皮肤的损伤也很大**，二级烫伤。开始时皮肤发红，慢慢变成了紫黑色，疼痛难忍。然后皮肤上出现了裂口，口越来越大露出里面鲜红的肉，有些皮向外翻卷着稍不慎就撕扯着痛。护士建议抹香油防止皮肤干裂，香油味重，我改为橄榄油。橄榄油不仅润化皮肤，含的维生素E对烫伤还有好处。后来我将维生素E胶囊剪开把乳液直接抹在皮肤上也觉得不错，我就把胶囊包成小包送给做放疗的患友们。

放疗期间主任不停地提醒**衣服要大领、棉质**，这样可以减少对皮肤的刺激，要经常张嘴，**转动脖子减少放疗的副作用**。由于处理得当，我的皮

▶▶ **吃饭也困难了，嗓子痛得厉害** 鼻咽部靠近口咽，放疗过程中可引起口咽部黏膜损伤，因此会出现这种临床症状。此时最好的方法就是吃软食或流食。如果无法进食，医生通常会给予营养支持。这种副作用会在放疗结束后逐渐缓解、消失。

▶▶ **皮肤的损伤也很大** 由于鼻咽癌很容易出现颈部淋巴结的转移，因此鼻咽癌放疗时，要对颈部淋巴结区域进行预防性照射，而这些区域就在皮肤下，所以有皮肤也会受到很高的照射剂量，于是就会出现患者所描述的这种症状。放疗后，这部分区域的皮肤虽然可以愈合，但是血供会很差，皮肤弹性也会消失。

▶▶ **衣服要大领、棉质** 鼻咽癌放疗过程中，皮肤很脆弱，棉质是对皮肤刺激最小的衣物材料。在放疗的过程中，放疗部位的皮肤尽量裸露，同时保持皮肤的干燥。如果是夏天，天气炎热容易出汗，可以通过使用"痱子粉"保持局部皮肤的干燥。

▶▶ **转动脖子减少放疗的副作用** 放疗后可以引起皮肤及肌肉的挛缩，因此如果不加锻炼，放疗以后很可能出现张不开嘴、无法转头等副作用，因此，在放疗的后期，就应该开始进行功能锻炼。具体方法为可以通过口含暖

肤没有出现溃烂，并且恢复得特别好。我从 2011 年 11 月 30 日确诊鼻咽癌到 2012 年 1 月 30 日，CT 及鼻咽镜检查肿瘤已基本消失。短短的两个月，放射治疗取得这么好的疗效，这不仅取决于医生高超的医术，更是取决于医生对患者有一颗仁爱之心。

2012 年 2 月 2 日第 36 次放疗结束。当放疗十几次时我就开始**耳塞**并且越来越厉害，耳鼻喉科主任多次说咽鼓管堵了，要住院动手术进行局麻置管，黎主任一次次耐心劝导我不要着急，脸还有水肿，身体又差（我不仅有高血压还有肾病、心脏病），所以不要着急手术，放疗反应慢慢能消失。等待，痛苦的等待之后，奇迹终于出现了，7 月我觉得我的耳朵好些了，只要嗓子不特别黏就不堵了，我终于在身体状况最差时又躲过了一次手术，少受一些痛苦。

由于多日不能好好进食，人一下瘦了二十多斤，身体也变得比较虚弱。复查抽血时头晕不适，护士叫黎主任，黎主任说马上安排住院。护士说没床位了，"急救室！"听着黎主任带吼的声音，我深感他对我的关切。第二天上卫生间我突然晕厥，黎主任一会儿出出进进四趟，测血压、测血糖、问感觉。每每想起都是感动。

患者治疗后，很需要一些及时的关切，与病情相似的人相互交流，抱团取暖。黎主任还介绍我加入鼻咽癌康复俱乐部群，给了我抗癌乐园艺术团的电话，"好点了找她们玩玩去吧"，让我走进了抗癌的群体，每天进行"天天吸吸呼"运动抗癌。另外为了调理，我也吃了差不多三年的中药。

每一次当我遇到困难和问题时，都可以从黎

瓶塞，进行张口训练；通过头部的各个方向运动，缓解颈部皮肤纤维化带来的转头困难。

>>> **耳塞** 在放疗过程中，由于黏膜的水肿以及分泌物的不易排出，可导致咽鼓管的堵塞，这样就会出现"耳塞"的症状。因此，在鼻咽癌放疗过程中，医生通常会让患者加强鼻咽部的冲洗，目的是尽量让鼻咽部的分泌物及脱落组织排出鼻咽腔。在加强冲洗的情况下，这种"耳塞"的症状只会一过性出现，很快就会消失。

主任那里获得帮助。我体检时发现 CA724 肿瘤标志物高，真担心癌症是不是转移了，晚上急忙问黎主任，黎主任答复我说："CA724 和肿瘤关系并不密切，如果有肠息肉和胃溃疡的话都可以使它升高，所以不必紧张，再观察一段看是否继续升高。"这使我悬着的心立马放了下来。还有一次妇科检查出些问题又问主任，主任凭他多年经验告诉我不要急着手术，现在已经观察几年了安然无恙。上面用这么大篇幅介绍我的治疗过程，主要就是告诉大家要相信医生，医生他是在全心全力地救治我们！从他们学医的那天起救死扶伤就刻在他们的骨子里了！

　　另外提醒一下病友，就医时不要今天一个医院明天一个医院。医生对你的病情也要有个了解的过程，癌症之谜至今也未完全破解，不可能做到手到擒来！更不能对医生还具有防备心理。充分地信任医生，医生才能以全部精力和我们一起去和病魔斗争。另外还要认识到目前有些癌症医生也是无能为力，但是如果医生尽力了，为我们付出了，我们就应该感谢他们！五年来我看到治疗效果不错的患友都有个共同点：相信医生！

　　科学在发展，在选择治疗上调强适形放疗可以很好地保护正常组织、器官，从而提高局部控制率，减轻放射治疗带来的并发症。用调强适形放疗以及正确地处理放疗中的并发症、坚持功能锻炼可减轻或减少鼻咽癌患者放射治疗中的损伤，减轻鼻咽癌的放疗后遗症，提高患者的生活质量。

　　相信医生的前提是找对医生，但是怎样才能找对医生呢？术业有专攻，当确定了是肿瘤时，

>>> **CA724** 是一种肿瘤标志物，很多恶性肿瘤如胃肠道肿瘤、妇科肿瘤、呼吸道肿瘤，这个指标都可以升高。但是这个指标的特异性并不高，也就是说，这个指标即使升高了，也不一定有恶性肿瘤的存在。因此，单独的一项肿瘤标志物的升高，并不作为诊断肿瘤的依据。需要结合其他肿瘤标志物指标、相关影像检查综合考虑，同时还要排除可以导致这种指标升高的其他病理、生理因素。

请一定选择肿瘤专科医院或综合医院的肿瘤专科。千万不可听信小道消息，偏方验方，更不可相信巫医、黑诊所。

怎样才能找到好医生呢？一是朋友推荐，二是上网。现在网络那么发达，多搜索和你病相关的医生，看大家对他的评价、满意度。

戴着抗癌乐园"抗癌明星，五整生日"的飘带我十分感谢一直为我保驾护航的医护人员们！我将扬起生命的风帆继续快乐前行！

抗癌感悟记

细想我的抗癌经历有三条。

一精神很重要，要学会放下！放下疾病！放下过往！

二要有好心态，快乐生活每一天。

三是好的方法，欣赏一切、感恩所有！我们比很多人都幸运，所以要懂得珍惜！欣赏自己，充满自信，收获快乐。欣赏别人，感恩他人，收获幸福。欣赏自然，广有情趣，收获心境。学会欣赏，懂得珍惜，充满力量。

此时也有一些人，自己病了，难受了，心情不好了，就对家人大发脾气，忘记了他们是我们的亲人，他们和我们一样感同身受。为了他们，我们必须承受、必须坚强。日子还要过，心情好一点脾气就会小一点，身体恢复就会快一点。

有人会说得了这种病怎么高兴？怎么还能快乐？我说得了这种病，亲人朋友格外关心照顾我们，一些退休多年忙于家务、忙于下一代的老朋友都跑来问寒问暖，甚至觉得没有第一时间帮到我而愧疚，我怎会觉得不快乐呢？人要有感恩心，就会时时感到快乐，医生的耐心询诊，一声亲切的叮咛，一个关心的眼神，护士打针送药忙碌的身影……我们都能感到温暖快乐。还有我们自己要力所能及地帮助别人，也会从中感到无比的高兴快乐，爱和被爱你都能感到高兴快乐，你高兴快乐了，家人才能高兴快乐，才能正常生活。才更有利于身体康复。不管日子有多长，我们要快乐生活每一天。

再送大家一个方法，给自己找乐。也就是说给自己找事做，唱歌跳舞，养花养鱼，写字作画……想干什么就干什么，做自己想做的，喜欢做的。这样自己才活得充实，有意思，每天也过得特别快。像我喜欢上网，上好的医学网站，网上有那么多好医生给你答疑解惑，你还可以通过网络和看病的医生随时保持联络得到他们的指导，另外还可以和患友们聊天交流，当然更有亲人朋友之间的交流。

学会上网也不难，请孩子、朋友教教，保证你很快就会学会，也会喜欢。我放疗结束3个月后体力没有完全恢复，在家时间比较多，但觉得时间过得特别快，前一段时间儿子还给买了一缸锦鲤、弄了一些蚕，时常坐下来欣赏欣赏鱼，看着鱼儿欢快地游动就如自己身临其中，快乐又一天。

水到绝境是飞瀑，人到绝境是重生

回顾这一切，我琢磨着为什么疾病总是缠着我？慢慢我认识到是我身体的一个预警系统，它用生病的方式提醒我，我的思维方式出了问题，喜、怒、忧、思、悲、恐、惊，这是情绪。大家都知道情绪很影响我们，而你不正确的思维模式造就了你情绪的失控。情绪的失控会干扰你气血的运行。以前医学界还质疑精神因素怎么会跟癌症有关呢？后来一个研究发现，长期不良情绪会使人体产生应激反应，过强的应激反应就会降低人体免疫力，使癌细胞有可乘之机。巴德年（中国工程院院士、著名肿瘤免疫学家）说"虽然我是免疫学专家，但我从不主张吃增强免疫力的保健品，人的健康不是靠吃药维持的"。我的防癌秘方只有一条——保持愉悦的心情。一个愉悦的心情对健康和增强免疫力最重要，发脾气、生闷气、憋着上火等都会引起体内肾上腺素提高，进而使身体各项机能降低。

这些年我就是不能接受，面对生命无常有生有死的自然规律，不能放下过往！甚至拒绝了大家的爱！我的同事后来告诉我，那段时间她们心里想着我，但不敢跟我说话，怕我伤心、怕我流泪。生死自然规律，事已发生，日子还要过，悲也一天，乐也一天！大病一场大彻大悟。学会放下，学会快乐！学会欣赏，学会感恩！生活在这世界上，最难做到的就是放下。"情"能放得下，"财"能放得下？"名"能放得下？"忧愁"能放得下？若能把这些放下，就是一种幸福。在这个世界上为什么有的人活得轻松，有的人活得沉重？前者是拿得起放得下。后者是拿得起放不下，所以沉重。一个人在世上，拿得起是一种勇气，放得下是一种胸怀。尤其对于坎坷和泥泞，大的挫折和灾难能坦然承受。拿得起，实为可贵；放得下，才是人生处世之真谛。

在和癌友们的接触中我也看到了更多人生的不易和人生的无常，有些年纪轻轻就患了癌症而又经济拮据不得不放弃治疗，还有些不得不一边打工挣钱一边治疗的患友叫人心痛，自己太幸运了。我不仅有爱我的亲人还有爱我的单位、同事、同学、朋友，还有那些医护人员。病了后得到了太多来自亲人、同学、同事、医生、护士的爱。我常说的是大家的爱把我熔化了，大家的爱给我力量，大家的爱给我坚强！和癌友在一起我也会感受到他们的坚强，活着的不易！还有目睹今儿走一个、明儿走一个，生命的无常，生命的珍贵，有生就有死，自然规律。学会面对它，坦然地接受它！

　　病由心生，心里没病，人就会没病！少病！没有一帆风顺的人生路，也没有满布荆棘的人生路，有逆境就会有顺境。只有咬牙坚持了，才能知道：山重水复疑无路，柳暗花明又一村。心若在命就在，奇迹就在！你必须坚强，没有人会懂得你到底有多痛。你必须坚强，没有人会懂你到底要怎么继续生活下去。你必须坚强，没有人知道你经历了怎么样的生活。你必须坚强，没有人知道你微笑背后所隐藏的伤痛。你必须坚强，没有人知道你在想哭的时候却发现原来早已没有了眼泪。坐在公园的长椅上，我不止一次次的想：我有何德何能得到这么多人的关爱，亲人的，朋友的，同事的，同学的，医生的，护士的……

　　我能做些什么呢？快乐生活微笑面对人生，这是大家期待我做的，也是我必须努力去做的。尽自己的一切能力关心身边的人，给他们力所能及的帮助。把爱传递给癌友，失去亲人的朋友、同事，以自己的亲身经历给他们以力量！我还决定在我失去生命时捐出我还能用的器官，我的眼睛这么好，眼角膜一定能用。能借受捐者的眼睛继续欣赏世界也是我的一大幸事。

　　现在不少看到我的人都会惊呼我比生病前还好，人精神了，还年轻了！年轻不会有，精神了是肯定的。一是没有了过去的水肿，二是眉头舒展了，见人总微笑，熟人碰着了更是聊个没完，透着关心送去感谢！三是欣赏一切，感恩所有。我的相册名字就是一路欣赏！

　　编者注：

　　这是一个70多岁老人的抗癌历程，从中您可以看出，积极的心态是多么重要，老人没有使用什么高大上的治疗药物，只使用了放射治疗，但能有这样的效果，这与她开朗的性格，以及善于从生活里发现美和阳光有重要的关系。老人还想捐献眼角膜的心愿让我极为感动，这是一个很让人感动和鼓舞的老人，我们祝福她健康长寿。

　　老人于2018年9月又查出颅顶部皮肤鳞状细胞癌，并且在301医院又做了手术切除，万幸肿瘤没有扩散，属于早期，手术切除后就可以治愈。

黎功教授点评

1. 鼻咽癌是我国南方地区常见的恶性肿瘤，发病率很高，比较常见，而在我国北方地区发病率比较低，放射治疗是此病首选治疗方式，而且效果比较好，如果首次治疗选择得当，并且技术可靠的话，鼻咽癌的治愈率非常高，5年生存率可以达到80%。

2. 放射治疗属于局部治疗，在杀死肿瘤的同时会损伤肿瘤器官的正常组织，因此鼻咽癌患者在放疗过程中会出现口咽部疼痛，唾液减少，口腔干燥，口腔及舌头溃烂，影响进食，这些都是放疗导致的副作用，只要了解到这些知识，坚定信念，挺过这一关，最终多数肿瘤会被控制直至治愈。

3. 癌症虽然最终的病因没有研究清楚，但是公认的原因归纳为两点：一是体内基因突变导致癌变；二是自身免疫功能不能发现癌变的细胞并消灭癌细胞。所以已经患过癌症的患者由于自身上述两条原因没有改变，即使治好了一种癌症，但是患第二种癌症的概率还是比较高的，因此要提高警惕，定期复查、体检。

神圣力量助我抗癌

王燕彬

> 找到一个支撑自己的信念，或者寄托自己信仰的方式。
> 找到一个好的、值得托付和信赖的医生。

鼻咽癌的发病率并不是很低，目前的诊断和治疗技术也在不断进步之中，但是一旦初次治疗之后复发，尤其是发生了其他脏器的转移时，按照现代医学来看，办法真的是不多。但是这并不是说就没有了路，通过我的故事，您或许可以看出，对于复发且转移的鼻咽癌，如果能做好两件事情则后续的抗癌征程就好走多了。

初次就诊和治疗

我是贵州人，从小身体健壮，生性好动，在2010年时我的人生正值收获季节，充满了阳光和希望，当被检查出鼻咽癌时，顿时觉得晴天霹雳，乌云密布，美好的人生充满了可怕和失望。听说广州有肿瘤医院治疗鼻咽癌水平非常高，确诊后，我立刻前往广州治疗，治疗前我的主治医生对我说，鼻咽癌治疗后15年内不会有什么问题，给我的生命重新点燃希望。

经过3个疗程的**化疗**，28次的放疗之后，我27天没有进食，体重从187斤降到132斤，整个

李广欣博士解读

>>> **化疗** 我们通常说放射治疗是鼻咽癌首选的治疗方法，这位患者为什么会先进行化疗呢？原因是这样的，鼻咽部位于我们颌面部的中心，它的周围有许多非常重要的器官，比如眼睛，控制我们呼吸、血压的"生命中枢"脑干，以及多组出入颅脑的颅神经等，如果鼻咽部的肿瘤太大，那么放疗的照射野也会相应很大，这样很可能使一些重要器官被包括在照射野范围之内，从而导致这些器官受到巨大创伤并影响到功能。在这种情况下，通常会在放疗前，进行几个周期的化疗，目的是使鼻咽肿瘤能够尽可能地缩小一些，这样放疗的范围就不会过大，对一些重要器官，也就不会有严重的损伤了。另外放疗前进行化疗也是希望通过化疗减少远处转移的可能性。

人完全被药物摧垮，后来经过慢慢调理，至2010年年底身体慢慢恢复。我也按医生的嘱咐**每3个月进行例行检查**，非常注意饮食结构，凡是发物一律忌口，但在2012年3月底，我的前胸及后背非常疼痛，再次回广州的医院做检查，医生告知已经**转移到肝脏**（几年后，我从朋友那得知，当时医生说**转移性肝癌**如果不治疗只有3～6个月的生命期限，如果治疗最多也只有一年的存活期）。这对于我来说又从光明打回到黑暗的深渊，没有任何的挽回之地，万念俱灰，了无生趣。就在复查确诊复发之后的那天，我心里有个非常强烈的愿望就是去教堂看看。

看病时是医，治疗时是"神"

我于2014年"五一"劳动节来到北京，找到治疗肝癌的黎主任，对我来说，好医生就是上帝派来拯救我的天使，黎主任热情地接诊了我这位素不相识远道而来的病人，他详细询问我的病情并安排我住院进行治疗。

2012年5月我开始了艰辛的抗癌之旅。先是做介入治疗，接着进行了3个疗程的化疗，30次的放疗，每半年一次的生物疗法。

经过几个月的治疗之后，我重返正常人生活，每天"吃喝玩乐"。2014年上帝又给我开了个大玩笑，癌细胞竟然转移到肺部和气管上了，我大量吐血伴随有肉咳出来，有组织发生腐烂，没有办法我又回北京找黎主任，那时我接近只有进气没有出气，从附近的酒店到医院大概只有300～400米路程，但我走过去需要休息四次，身体已经糟糕到顶点。

>>> **每3个月进行例行检查**　恶性肿瘤很容易出现局部复发和远处转移，这是恶性肿瘤与其他慢性疾病的不同之处，同时也是治疗的难点所在，而且往往复发或转移并没有特别的症状。因此，系统治疗后的定期复查是非常必要的。这种定期复查，既可以通过影像学检查，判断肿瘤有没有局部复发和远处转移的新发病灶，还可以对我们身体的一般状况进行全面评估。一旦检查发现异常，第一时间实施进一步的诊治，从而避免治疗的延误。

>>> **转移到肝脏**　肝脏是鼻咽癌远处转移经常出现的器官，除肝脏以外，肺脏、骨骼甚至颅脑，也是鼻咽癌常见的转移部位，因此，在进行定期复查时，这些组织器官是重点关注的部位。一旦出现了远处转移，说明肿瘤细胞已经通过血液、淋巴系统从原发部位跑到了远处，治疗方法将由局部治疗改为全身性治疗。

>>> **转移性肝癌**　指肝脏的恶性肿瘤并不是起源于肝脏本身，而是身体的其他部位的肿瘤细胞跑到这里，在这里"生根发芽"、"安家落户"。由于来源不同，所以转移性肝癌与原发性肝癌无论在肿瘤的形态特点、肿瘤的生物学行为以及肿瘤的治疗方法上，都是有所不同的。例如，在治疗方法上，原发性肝癌通常对全身化疗效果不佳，

当黎主任看到我的情形也被吓一跳，只能再次住院治疗，在**化疗**过程中，黎主任亲自定位、把刀、操控，住院第3天管床医生让我去拍CT片，我心里清楚地知道，医生是看病情究竟发展到哪个地步，是否还需要治疗？当我去拍CT片的时候，医生竟然问要拍哪个部分？我知道我已经得救了。在医生的嘱咐下，我还是又经过3次化疗，28次放疗，治疗过程完成后出院。

自出院至今，衷心地感谢我的主治医生，他对患者尽心尽职，除了用药精准，医术精湛，对待处在绝望中的病人还有极大的爱心和耐心，不断增强患者的信心，带来鼓励和安慰，有极好的医德，是位不可多得的好医生。最后我也要感谢在我治疗过程中所有的医生护士，他们与患者有很融洽的医患关系，经常关怀和增加患者的信心，是一支很好的医务团队。

而转移性肝癌并非如此，通常会从全身化疗中得到控制。还有，一部分原发性肝癌可以通过手术切除或肝移植来治疗，而绝大部分转移性肝癌不进行手术切除，所有的转移性肝癌也绝不会进行肝脏移植。鼻咽癌转移到肝脏，仍然按照鼻咽癌的生物学行为、特点治疗，而不是按照原发性肝癌去治疗。

》》**化疗** 对于存在远处转移的恶性肿瘤患者而言，全身化疗往往是最为重要的治疗手段。这种治疗通常是将不同种类的（通常为2～3种）化疗药物通过我们的静脉血管输注到我们身体中，这些药物对于我们身体中增殖生长快速的细胞都会有抑制和杀伤的作用，而肿瘤细胞恰恰符合这个特点。但是，化疗的确是一柄双刃剑，因为我们的身体里不仅只有肿瘤细胞才是生长快速的细胞，其他如胃肠道的黏膜细胞、毛囊细胞、各种血细胞等都属于这一类，所以这也是为什么输入化疗药后，我们会出现恶心呕吐、掉头发、血细胞下降的原因。目前，随着化疗药物的不断更新，各种辅助治疗药物的广泛应用，化疗对身体正常细胞的损害已经越来越轻，化疗带来的副作用也逐渐减少。

黎功教授点评

1. 本书为尊重患者，书中的文字基本没有改动，都是患者心情自我表达，表扬医生的话也是为感谢而写，应能理解。我是一名医生，不是"神"，我尽我所能去钻研，探求治疗癌症的新方法，努力做一名尽职的医生。

2. 患者从患病后开始信仰基督教，从开始说到病情时就掉泪，到后来肿瘤转移再到出现咯血，都泰然处之，心态简直有天壤之别。所以心态很重要，坚强的意志确实可以提高自身的免疫力，人还是要有信仰的。

3. 患者确诊为鼻咽癌，2012年转移到肝脏，2014年转移到肺，到2018年10月复查，肿瘤全部消失没有再复发、转移，我认为成功主要归为放疗＋细胞免疫疗法，当肉眼可见的肿瘤被放疗消灭掉后，再应用免疫的方法去巩固，可以刺激自身免疫的激活，从而让自身的免疫细胞把体内看不见摸不着的微小癌细胞杀死，而且体内的免疫细胞是有记忆的，可以永远记住这些癌细胞的特性，使癌细胞一旦出现就被消灭掉，从而肿瘤不再复发、转移。

4. 国外目前研究火热的放疗+PD-1抗体的方法，和王先生使用的放疗+自身免疫细胞回输，具有异曲同工之处，最终都是通过激发自身免疫活力，让自身免疫细胞攻击癌细胞，将晚期癌症治愈。